Sabrina Marquardsen

Seidenfeuer

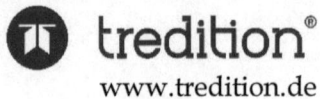

www.tredition.de

Verlag: tredition GmbH, Hamburg

ISBN
Paperback: 978-3-7345-3138-5
Hardcover: 978-3-7345-3139-2

Printed in Germany

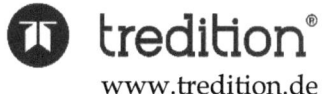
www.tredition.de

Seidenfeuer

Shiva Hansen lernt ihre Nachbarin Julia Hartmanner näher kennen, da der Freund sie betrügt und sie sich trennt. Shiva muss allerdings feststellen das sie gar nicht so verschieden sind, was ihre geheimen Träume angeht. BDSM. Der Polizist Tony Keller und sein bester Freund und auch Kollege Lukas Schneider treten in das Leben der beiden jungen Frauen und führen sie in die BDSM Welt. Sie sind hingerissen zwischen Schmerz und Lust. Shiva hat schon länger einen Traum und möchte kurz darauf sich diesen Traum erfüllen. Ob es ihr gelingt einen Klub oder ein Domizil zu gründen........

Kapitel 1

Seufzend richtete sich Shiva auf ihrem Sofa auf. Sie hatte drei anstrengende Wochen hinter sich. Da sie als Putzfee für eine kleine Firma in Dänemark arbeitete, hatte sie sich bereit erklärt Urlaubs/- und Krankheitsvertretung zu machen. Shiva wohnte in einer kleinen Wohnung in Flensburg-Weiche und nun ging sie in die kleine Küche um sich einen Kaffee zu kochen. Obwohl die Kaffeemaschine laut vor sich hin blubberte, bemerkte sie den Streit draußen vor der Tür.

„Du miese kleine Schlange! Vögelst die halbe Nachbarschaft!", hörte Shiva aus dem Treppenhaus, als sie in ihren Flur ging. Genervt rollte sie mit den Augen und fasste sich ein Herz. Diese ständigen Streitereien von den Nachbarn hatte sie so langsam satt. Shiva trat hinaus ins Treppenhaus und sah, wie Markus Hombauer seine Freundin Julia Hartmanner ins Gesicht schlug. „Hey du Idiot! Lass sie los!" Urplötzlich drehte er sich um und Shiva bekam ebenfalls einen Schlag ins Gesicht. Das ließ sich Shiva nicht gefallen und meinte, bevor sie ihm in die goldene Mitte trat: „Sie vögelt die Nachbarschaft? Ja sicher und wer sind bitte die ganzen Weiber die du ständig anschleppst wenn sie arbeiten ist?" Mit dem Tritt hatte Markus nicht gerechnet und ging auch gleich zu Boden. „Ist das wahr?", fragte Julia schockiert und Shiva nickte.

„Du bringst es halt nicht mehr" ,keuchte Markus und krümmte sich vor Schmerzen. „Du hast eine Stunde um deine Sachen zu packen, du Arschloch und ach ja ich werde Anzeige erstatten." Fauchte Julia ihn an und Shiva legte ihr den Arm um die Schulter. „Komm mit rein. Wir trinken einen Kaffee." Sagte Shiva und die beiden Frauen verließen das Treppenhaus. Markus rappelte schwerfällig auf und verschwand in der Wohnung seiner jetzt Ex Freundin, um seine Sachen zu holen. Shiva beobachtete ihn kurz durch den Türspion.

„Danke.... oh je jetzt .....weiß noch nicht mal wie du heißt" ,verlegen kratzte sich Julia am Kopf. „Shiva Hansen." Sagte sie lächelnd und bekam zur Antwort: „Julia Hartmanner. Tja jetzt wohnen wir schon seit drei Jahren fast nebeneinander und wissen nicht die Namen. Irgendwie peinlich." Beide fingen an zu lachen und Shiva schenkte Kaffee ein, der inzwischen durchgelaufen war. „Ich dachte er liebt mich." Sagte Julia dann und war etwas angeschlagen. „Das denkt man immer. Ich hoffe das Marec mich nicht auch betrügt." Julia wurde hellhörig. „Er benimmt sich manchmal seltsam, aber er meinte das läge an seinem stressigen Job" ,erzählte Shiva und nippte an ihrem Kaffee. „Ich weiß wir kennen uns ja nicht, aber was genau meinst du mit seltsam und was ist das für ein Job?"

„Er ist Abteilungsleiter bei einer Computerfirma und muss auch öfter verreisen. Er will auch momentan überhaupt keinen Sex mehr und wenn ich ihn frage wie sein Tag war, erzählt er das es stressig ist. Aber er sagt nicht, was er gemacht hat, was er sonst immer getan hat. Und ganz ehrlich, Marec hat sich auch schon seit gut zwei Wochen nicht mehr bei mir gemeldet, geschweige denn auf meine SMS reagiert." Julia nickte und trank einen Schluck. Dann wurden die beiden aus dem Gespräch gerissen, weil jemand an die Tür hämmerte. „Bin weg ihr Schlampen!"

„Nette Wortwahl und nun verpiss dich!" ‚rief Shiva zurück. Dann war alles ruhig. Julia zögerte und Shiva sagte: „Ich komme gerne mit rüber um nach zu sehen." Dankbar nickte Julia und zusammen gingen sie in Julia´s Wohnung.

Sie hatte eigentlich mit Chaos oder anderem gerechnet, aber die Wohnung war in Ordnung. Nach kurzem umsehen fragte Shiva: „Kommst du mit?" Julia sah sie irritiert an. „Na zur Polizei. Du wolltest Anzeige erstatten und das werde ich ebenfalls. So ein arroganter Pavian hat es nicht anders verdient." Julia fing an zu kichern und nickt dabei. „Ja sicher. Lass uns los." In Shiva´s Auto alberten sie herum und verstanden sich sehr gut. „Warum haben wir nicht schon eher uns getroffen, geschweige denn unterhalten?" ‚fragte dann Julia nach kurzer Überlegung, während Shiva kurz mit den Schultern zuckte und dann in das neue Parkhaus bei Rabattstadt fuhr. „Irgendwie ein bisschen unlogisch das ganze hier" ‚meinte Julia belustigt und Shiva antwortete: „Wir sind wohl in Little England weil wir links hochfahren müssen statt rechts." Julia kicherte und stimmte ihr zu. Endlich hatten sie einen freien Platz gefunden und stiegen dann aus. Shiva dachte über ihren eigenen Freund nach und Julia trauerte doch etwas über Markus. Die beiden Frauen gingen die Treppe runter zum Ausgang und dann standen sie auch schon an der Ampel und warteten, doch wie es halt so ist, es dauerte lange. Ein Hupen und dann ein Spruch: „Hey Mädels wollt ihr mit?!" Shiva und Julia versuchten nicht darauf zu reagieren. „Kommt schon! Wird bestimmt lustig….ihr könnt auch mal anfassen!" Die Leute neben Shiva und Julia sahen die jungen Männer im Auto missbilligend an, während Gelächter aus dem Golf kam und Shiva nun echt angepisst war. „Stecke ihn lieber ein sonst bist du heute Abend einsam." Geschockte Gesichter blickten sie an, ein paar Passanten lachten auf und dann sprang die Ampel auf grün für die Autos. Weg waren die möchte gern Machos und Shiva schüttelte den Kopf. „Sag mal Julia. Sehen wir aus wie Freiwild?" Julia grinste, aber verneinte mit einem Kopf schütteln. „Kein Freiwild. Dennoch hübsch." Gab ein älterer Herr von sich und lächelte dabei, während Shiva und auch Julia eine leichte röte ins Gesicht stieg. „Nun ...vielen Dank ...für das Kompliment." Meinte Shiva höflich und dann endlich wurde für Fußgänger grün und gleich darauf verschwanden die beiden Frauen im Polizeirevier am ZOB.

Als sie die Wache betraten, war es ruhig. Nur ein Beamter saß am Tisch. „Was kann ich für Sie tun?" Der Polizist hielt es nicht für nötig von seinen Unterlagen auf zu sehen. Shiva war genervt und Julia meinte leise: „Ich möchte Anzeige erstatten."

„Gegen wen?" Noch immer sah er nicht auf. „Heute ist echt ein Scheißtag." Dachte Shiva und platzte los: „Wären Sie wohl bitte so freundlich und legen Ihre Pornozeitschrift weg? Sind denn heute alle Inkompetent?!"

„Wow nun mal langsam junge Frau." Shiva wurde von hinten angesprochen und Julia lief rot an im Gesicht. „Ist doch war! Erst mal kommt nicht ein Hallo sondern nur „was kann ich für Sie tun" und wir werden nicht angesehen. Also bitte wie unhöflich ist das denn?! Nur weil Sie Beamte sind können Sie noch lange nicht alles machen!" ,knurrte Shiva den Polizisten an, als sie sich umgedreht hatte. „Da haben Sie natürlich Recht. Man begrüßt die Leute. Wachtmeister Keller mein Name." Stellte sich der Polizist vor und Shiva sah ihn dennoch böse an. Julia drückte Shiva´s Hand in der Hoffnung das sich ihre neugewonnene Freundin beruhigen würde und es schien zu Klappen. „Shiva Hansen und Julia Hartmanner und wir möchten Anzeige erstatten wegen Körperverletzung." Sagte Shiva höflich und Herr Keller meinte lächelnd: „Das habe ich mir schon fast gedacht. Sie beide haben jeweils ein blaues Auge. Kommen Sie in mein Büro." Sie folgten dem Mann, der so wie Julia fand Brat Pitt sehr ähnlich sah und nahmen auf den Stühlen Platz. Allerdings kam Herr Keller nicht gleich, sondern die beiden Frauen hörten wie er zu seinem Kollegen sagte: „Das ist jetzt schon das dritte Mal. Noch einmal und ich werde Sie entlassen müssen."

„Entschuldigung Herr Keller. Es kommt nicht wieder vor" ‚kam zur Antwort und Herr Keller schloss die Tür. „So die Damen." Keller setzte sich und er nahm die Aussagen auf und beide unterschrieben die Anzeige gegen Markus Hombauer. „Vielen Dank Herr Keller." Julia gab ihm zuerst die Hand und dann Shiva.

Shiva schloss die Bürotür und sie gingen am Empfang vorbei. „Warten Sie einen Moment." Bat der Polizist, der in die Zeitschrift gesehen hatten anstatt zu arbeiten. Sie blieben stehen und musterten ihn. „Es tut mir Leid. Es war keine Absicht gewesen. Haben Sie noch einen schönen Tag." Sagte er freundlich und gab den beiden ebenfalls die Hand. Shiva verkniff sich eine Bemerkung und Julia nickte ihm freundlich zu. Als Julia und Shiva vor der Tür standen, ahnten sie nicht, dass Herr Keller sein Bürofenster geöffnet hatte und hörte alles was sie sagten. „Ahhhhh der war ja wohl Hammer süß." Shiva rollte mit den Augen und meinte belustigt: „Wenn man auf Brad Pitt steht." Julia wurde rot. „Meinst du ich bin blind? Ich habe doch gesehen wie du ihn angehimmelt hast." Shiva grinste und Julia stammelte: „Nun... ja....ich....ja du hast ja Recht."

„Ja ich weiß und ich gebe ein Eis aus." Julia nickte und meinte: „Danke Shiva. Aber ganz ehrlich von dem Mann würde Frau sich doch gerne fesseln lassen." Shiva sah sie an und dachte: „Das war doch jetzt nur daher gesagt‚oder?" Shiva hatte gewisse Träume, nur würde sie niemals ihrem Freund das erzählen, dass sie die Vorstellung erotisch fand den Hintern versohlt zu bekommen. Nein das würde sie ihm nie erzählen. Sie schrieb lieber ihre eigenen kurzen Spanking Geschichten, die sie nur in einem Spankingforum teilte. Dort hatte sich Shiva auch soweit schon informiert, doch sie wusste noch lange nicht alles, was es über BDSM und Spanking zu wissen gab. Spanking, wusste Shiva, war von erotisch bis zu sehr hart verbreitet, wobei die Sub einstecken musste, aber wenn jemand es richtig konnte, hatte auch die Sub dabei enormen Spaß, egal ob dann Tränen flossen oder nicht. Shiva stellte sich es oft vor, doch es sollte wohl nicht sein mit ihrem Freund Marec. Julia riss sie in die Gegenwart zurück. „Hast du mir überhaupt zugehört?" ,fragte sie beleidigt und nun war Shiva verlegen. „Tut mir Leid ich habe vor mich hin geträumt."

„Ja das habe ich bemerkt. Ich sagte das es mein ernst war." Shiva war verwirrt. „Du meinst das mit dem Fesseln?" ,fragte Shiva vorsichtig und zu ihrem erstaunen nickte Julia bloß. Sie beide ahnten ja nicht das Herr Keller sie hören konnte und dieser stand grinsend in seinem Büro. „Ich glaube das solltest du mir erklären wenn wir zu Hause sind. Öffentlich gehe ich davon aus das es nicht so gut ankommt über so etwas zu reden." Julia sah sie an, hatte leuchtende Augen und antwortete: „Da hast du Recht komm lass uns endlich Eis essen gehen." Shiva lächelte und hackte sich bei Julia ein, die ihr den Arm hin hielt. Herr Keller stand noch immer grinsend in seinem Büro. „Das ist ja mal unglaublich." Murmelte er leise und griff nach seinem Handy, welches auf dem Tisch lag. Er hatte eine devote Ader bei beiden Frauen vermutet aber das ausgerechnet Julia Hartmanner sich traute es aus zu sprechen, faszinierte ihn. Keller musste zugeben, dass er Julia niedlich fand und sie gab ihm das Gefühl gebraucht zu werden. Gerade als er seinem besten Freund und Kollegen, den er auf Streife geschickt hatte, eine Whatsapp schicken wollte, klopfte es an der Tür. Die Nachricht musste warten.

Shiva und Julia saßen in der Flensburger Sympatie, einem neu erbauten kleinen Einkaufzentrum, in einem Café und genossen das Eis. Shiva war eine Naschkatze und verspeiste mit großem Verzücken den After Eight Becher. „Einfach …..köstlich!", schmatzte

Julia mit vollem Mund und Shiva tadelte: „Hat dir deine Mama kein benehmen beigebracht?" Julia sah sie an wie ein Auto, sagte jedoch: „Doch." Grinsend reichte Shiva ihr eine Servierte. „Danke." Kopfschüttelnd bezahlte Shiva die beiden Eisbecher und die Latte Macchiato. „Hast du noch Lust etwas zu bummeln?" ‚fragte Julia und Shiva sagte: „Ja sicher. Ich habe frei heute." Julia freute sich und zusammen machten die beiden einen Bummel durch die Stadt Flensburg. Zum Schluss wanderten sie am Hafen entlang und sie verstanden sich prächtig. „Ich bezahle das Parkhaus." Meinte Julia und wartete bis Shiva die Parkkarte in den Automaten geschoben hatte. Fröhlich schnatternd fuhren sie nach Hause Ortsteil Weiche. Julia verschwand mit einem „Bis gleich" in ihrer Wohnung. Shiva wollte sich gerne frisch machen und Julia wollte die Zeit nutzen und eine Pizza zubereiten. Als Shiva so unter der Dusche stand dachte sie an die schöne Zeit zurück die sie mit ihrem Freund Marec Kattner hatte. Ihre Gedanken wanderten zurück zu ihrer gemeinsamen Dusche, die etwas länger zurück lag.

*** „Oh ja Baby du machst mich wahnsinnig!" ‚keuchte Marec, während Shiva ihn mit duftenden Duschgel einseifte. „Oh!" ‚stöhnte er auf, als Shiva seinen harten Penis in die Hand nahm und sanft wusch. Marec streichelte ihr über den Rücken, als sie ihren Kopf gegen seine Brust lehnte. Sie bewegte ihre Hand immer auf und ab, nahm die Brause und spülte den Schaum weg, nur um seinen Schwanz dann in den Mund zu nehmen. Marec keuchte lustvoll auf. „Steh auf Kleines!" Sie tat es und hoffte auf das, was sie sich wünschte, aber er tat es nicht. Nicht einen kleinen Klaps gab er ihr. Er umschloss ihre Brüste und massierte sie sanft. Shiva lehnte sich gegen ihn und er wanderte mit einer Hand zu ihrem Intimbereich. Dort angekommen stimulierte er sie. Sie wollten beide mehr. Marec drehte sie zu sich, hob sie hoch, Shiva umschlang ihn mit ihren Beinen und er ließ sanft auf seinen Schwanz gleiten. „Ahhhhh!" ‚kam es von beiden. Berauscht von dem Sex und dem warmen Wasser kamen sie zum Höhepunkt.***

„Ahhhh!" ‚entfuhr es Shiva die ihre Augen aufschlug. Sie hatte unter der Dusche mastubiert und war gekommen doch sie stellte fest das es sie nicht erfüllt hatte. Sie sehnte sich nach Geborgenheit, Halt und vor allem Liebe, die sie momentan von Marec nicht bekam. „Was ist bloß los mit ihm?", murmelte Shiva vor sich hin, griff nach dem Handtuch für die Haare, rubbelte sie ordentlich durch und machte sich einen Turban. Danach nahm sie das große Handtuch und trocknete sich ab. „Ich werde ihn morgen zur Rede stellen." Sagte sie entschlossen zu ihrem Spiegelbild, zog sich an und als sie in ihre Hose schlüpfen wollte, blieb sie im Hosenbein hängen. Shiva kippte zur Seite und landete auf dem Boden. „Verdammt!" ‚knurrte sie, stand auf und zog den Rest an. Die Haare wurden schnell geföhnt und dann stand sie frisch gewaschen und naja fast gebügelt vor Julia´s Tür. Shiva klingelte und es kam von drinnen: „Die Tür ist offen!" Grinsend betrat Shiva die Wohnung und Julia drehte sich um. Kurz darauf fing sie an zu lachen. Nun war es Shiva die verwirrt aussah. „Was hast du denn gemacht?" ‚lachte Julia und zog einen langen lila Faden aus ihrem Haar und Shiva sah in den Spiegel. „Oh ich ......ähm Mist ich sehe aus wie ein aufgeplatztes Sofakissen." Julia lachte bis ihr die Tränen kamen und zog noch einen Faden heraus. „Sofakissen?? Ich würde eher sagen das der Staubsauger explodiert ist!" Julia zog noch mehr Fäden aus den schulterlangen braunen Haaren ihrer Nachbarin und nun musste Shiva auch lachen. „Nein das ist noch nicht passiert, aber bei dem Glück was ich heute habe, kann das durchaus noch passieren. Und ich sollte das Handtuch endlich in den Müll befördern." Julia nickte grinsend und deutete auf das kleine Wohnzimmer und Shiva gesellte sich dort hin. Allerdings stellte sie schon mal zwei Gläser auf den Tisch. Julia kam mit Tellern und Besteck herein und stellte es ebenfalls auf den Tisch. Gerade als Julia etwas sagen wollte, klingelte es an der Haustür. „Wer kann das denn jetzt sein?" ‚fragte Julia etwas genervt, ging zum Türöffner im Flur und drückte ihn. Aus dem Flur hörte man nur ein

„Vielen Dank Frau Hartmanner!" ‚von einem der anderen Nachbarn. Julia öffnete die Tür und rief zurück: „Gern geschehen Herr Loretan!" Sie schloss die Tür. „Und wer war es?" ‚fragte Shiva neugierig, da sie nicht mitbekommen hat, wer denn da geklingelt hatte. „Herr Loretan von unten. Hat mal wieder den Schlüssel vergessen." Grinste Julia und Shiva lachte: „Oder seine Frau wollte ihn nicht rein lassen, weil er so schusselig ist." Julia lachte nun auch laut los und dann holte sie die fertige Pizza aus dem Ofen. Die beiden Frauen genossen den Abend entspannt und dann fing Julia an von ihren Träumen zu erzählen. Shiva hörte gebannt zu.

„Du musst mich für voll durch geknallt halten." Meinte Julia, wurde rot und bereute das sie es Shiva erzählt hatte. „Nein gar nicht. Warum sollte ich denn? Ich habe selber solche Träume." Fasziniert sah Julia Shiva an und fiel ihr dann urplötzlich um den Hals. „Ich möchte einfach mal so richtig versohlt werden. So wie ein bockiges Kind. Einfach mal los lassen, Stress abbauen , sich geliebt und geborgen fühlen." Julia konnte Shiva verstehen. Sie selbst hatte mit Markus Hombauer auch kein Glück auf der Vanilla-Ebene gehabt und das führte dazu das er sie betrogen hatte. „Hast du denn mit deinem Freund schon darüber gesprochen?" Shiva schüttelte den Kopf. „Ich glaube das bringt nichts. Ich habe schon so oft durch die Hintertür ausprobiert aber Marec reagiert einfach nicht." Beide seufzten und fingen an zu lachen. „Ich werde ihn morgen aber fragen was los ist. Er meldet sich gar nicht mehr und an sein Handy geht er auch nicht."

„Das kann doch für dich nur besser werden. Ich drücke dir die Daumen das ihr euch mal aussprechen könnt." Julia umarmte Shiva und schenkte ihr noch ein Glas Wein ein. Sie sabbelten bis spät in die Nacht. „Ich gehe jetzt. Gute Nacht Julia." Verabschiedete sich Shiva und ging hinüber zu ihrer Wohnung. Wie gewohnt schaute sie auf ihren Anrufbeantworter, doch auch dieses

Mal hatte Marec nicht zurück gerufen. „Jetzt reicht es mir. Ich will wissen woran ich bin." Grummelte Shiva leise vor sich hin und ging dann zu Bett. In wilden Gedanken schlief sie ein.

***"Komm Honey." Jemand rief Shiva. „Wer ist da?" ‚fragte Shiva verwirrt, doch es kam nur zur Antwort: „Komm zu mir Honey." Shiva sah sich um und betrat das Zimmer aus dem die Stimme kam. Ein gut aussehender Mann stand mitten im Raum und winkte sie mit dem Zeigefinger zu sich. Shiva weigerte sich. Sie hatte Angst. Wer war das? „Honey sei nicht so ungezogen und bewege deinen süßen Hintern hier her", sagte der Mann, den Shiva nicht kannte. Noch immer blieb sie wie angewurzelt stehen. Kurzerhand hatte der Mann den Raum durchquert und griff ihr Handgelenk. Nicht fest, aber bestimmend und sie konnte sich nicht befreien. Es war verrückt. „Du böses Mädchen. Weigerst dich mir zu gehorchen, deinem Master." Er lächelte sie an, zog sie über seinen Schoß, als er sich auf das Bett setzte und schlug zu. „Ahhhh!" Grinsend faste er in ihr braunes schulterlanges Haar. „Das hast du verdient. Kleines." Seine Worte waren wie Honig, flüssig und vor allem verboten süß. „Ahhh!" ***

„Ahhh! Bitte...!" Shiva wachte auf. Sie war gekommen nur von ihrem Traum. „Oh mein Gott." Murmelte sie und sah auf die Uhr. Es war inzwischen schon neun Uhr und sie stand auf. Shiva hatte noch immer das Gefühl, dass dieser Unbekannte ihr auf den Po schlug und rieb sich den Po, obwohl da nichts war. „Shiva es war nur ein Traum." Sagte sie zu sich und stieg in die Dusche. Vor sich hin singend, seifte sie sich ein und dachte nach. Nachdem sie fertig war und sich abgetrocknet hatte, föhnte sie sich ihre Haare. Im Spiegel sah sie eine Frau mit einer Sturmfrisur und lachte herzlich, bevor sie noch einmal ihre Haare bürstete und dann sich Frühstück und Kaffee machte. Sie hatte sich vorgenommen ihren Freund zur Rede zu stellen und ob die Beziehung noch einen Sinn hatte. Als Shiva ins Treppenhaus trat, kam Julia auch aus ihrer Wohnung und hielt freudestrahlend einen Brief in der Hand.

„Guten Morgen! Du strahlst so! Was ist passiert?!" ‚fragte Shiva und Julia antwortete: „Guten Morgen. Hör her. „Liebe Julia. Als ich dich das erste mal sah, da war es um mich geschehen. Ich möchte dich gerne näher kennenlernen. 16 Uhr im Café Claro. T.K." Wie aufregend." Shiva starrte sie an mit offenen Mund. „Du hast einen Verehrer und das gleich nachdem du dich endlich von dem Heini getrennt hast. Ups entschuldige bitte." Shiva war verlegen. „Macht nichts Shiva. Ich bin aufgeregt wer T.K.wohl ist." Shiva freute sich für Julia und nickte ihr zu. „Und ich erst. Du musst mir alles erzählen, wenn du ihn kennen gelernt hast." Sagte Shiva und drückte ihre neue Freundin an sich. „Viel Glück! Ich muss etwas erledigen", fügte Shiva hinzu und Julia sagte: „Das werde ich auf jeden Fall und dir viel Erfolg mit deinem Freund." Shiva nickte zuversichtlich und Verschwand zu ihrem Auto. Julia freute sich auf den Nachmittag und war aufgeregt.

Kapitel 2

Shiva fuhr nach Flensburg. Genauer gesagt in die Lise-Meitner-Str. Dort arbeitete Marec als Abteilungsleiter einer Computerfirma. Shiva fuhr auf den kleinen Parkplatz und holte tief Luft. Sie hatte sich extra schick angezogen, da sie wusste das seine Kollegen sehr viel Wert auf gutes Aussehen legten. Sie trug einen knielangen schwarzen Rock, ein weißes Trägertop und darüber eine Kurzarmbluse. Sie betrat das Gebäude und eine Frau am Empfang sah lächelnd auf. „Was kann ich für Sie tun?" Shiva lächelte ebenfalls und antwortete: „Ich möchte gerne zu Marec Kattner." Die Frau sah sie an und sagte freundlich: „Es tut mir Leid, aber Herr Kattner arbeitet seit 4 Monaten nicht mehr hier." Shiva sah sie verwirrt an, sagte jedoch: „Oh okay. Trotzdem vielen Dank. Auf Wiedersehen." Die Frau nickte und Shiva verließ das Gebäude. Wieso hatte Marec Shiva verschwiegen, dass er seit 4 Monaten ohne Job war? Entschlossen fuhr sie zu seiner Wohnung in Engelsby. Er hatte ihr damals einen Schlüssel gegeben und nun beschloss sie ihn auch endlich zu benutzen. Sonst waren sie immer zusammen zu seiner Wohnung gefahren, aber jetzt war sie froh das sie den Schlüssel von ihm bekommen hatte. Sie hatte ihm allerdings keinen gegeben, weil er es abgelehnt hatte. Seine Begründung war damals gewesen „Ich möchte nicht bei dir ein und aus gehen können. Ich liebe es wenn du zu mir kommst." Shiva konnte das nicht so ganz verstehen und jetzt stand sie unentschlossen vor der Tür. Nach drei tiefen Atemzügen steckte sie den Schlüssel ins Schloss und verschaffte sich Einlass zu Marec´s Wohnung. Sie stand im Flur und wollte gerade rufen, als sie etwas hörte.

„Jaaaaaa! Oh jaaa!" Es war eine Frauenstimme. Shiva öffnete die Schlafzimmertür und sah schockiert, wie eine extrem dünne rothaarige auf Marec saß. Sie trieben es wild und Shiva rief aus: „Du hast also viel zu tun!" Marec stieß die Rothaarige abrupt weg. „Shiva!" Sie hob die Hand, drehte sich um und meinte: „Jetzt weiß ich woran ich bin und hier hast du den Schlüssel zu deiner Wohnung. Ich habe was anderes von dir erwartet." Marec stürzte zur Tür, um Shiva am Gehen zu hindern. „Ich kann das erklären....", fing er an aber Shiva knurrte: „Ach kannst du das? Sicher! Du bist seit 4 Monaten arbeitslos! Und vögelst eine Andere!" Marec starrte sie und meinte: „Du hast spioniert! Schlampe! Aber egal, ich habe es auch nicht anderes erwartet von einer, die völlig krank im Kopf ist wie du!" Shiva sah ihn an. „Was?!"

„Ja du hast richtig gehört. Wer denkt den bitte schön daran sich schlagen zu lassen? Niemand! Ich habe die Seite vor knapp 4 ein halb Monaten gesehen auf der du angemeldet bist und weißt du was? Ich bin froh das ich es heraus gefunden habe wie du Tickst. Und so was habe ich geliebt. Und wenn ich schon mal dabei bin Shiva Darling, könntest du mal ein bisschen auf deine Figur achten. Die Speckröllchen am Bauch sind ja nicht mehr zum aushalten." Shiva standen Tränen in den Augen, doch sie sagte entschlossen: „Okay wenn das so ist. Werde glücklich mit Karottenkopf. Und komm ja nicht wieder an gekrochen wie vor vier Jahren." Shiva stieß ihn beiseite und verschwand aus der Wohnung. Die Rothaarige sah verwirrt aus und er erklärte es ihr. Sie war erst schockiert, aber dann machten sie weiter wo sie unterbrochen wurden.

Shiva konnte es nicht fassen. Er hatte angefangen sie zu betrügen, als er die Internetseite gesehen hatte und meinte das sie zu dick wäre. Sie heulte wie ein Schlosshund in ihrem Auto und fuhr nach Dänemark. Allerdings hatte sie noch vier Stunden Zeit, bis sie arbeiten musste. In Apenrade fuhr sie direkt zum Hafen runter, wo auch der Strand lag. Auf dem Parkplatz standen nicht so viele Autos, also konnte sie bis zum Gehweg heran fahren, der zum Strand führte. Es war herrliches Wetter und sie schlenderte zum Steg mitten auf dem Wasser. Dort setzte sie sich auf die Bank und sah weinend auf die Ostsee hinaus. „Wieso habe ich es nicht bemerkt? Ich naive Kuh." Fauchte sie sich an und horchte in sich hinein. „Weil ich es nicht wahrhaben wollte, dass da etwas nicht stimmt. Hätte ich doch bloß auf mein Gefühl gehört." Antwortete sie sich selbst und ließ ihre Gedanken kreisen. Es brachte nichts sich deswegen Vorwürfe zu machen und doch tat sie es. Shiva hatte das Gefühl einsam zu sein. Ja einsam war das passende Wort. Shiva sah auf ihre Uhr und seufzte. „Erst ein Uhr. Hm, ich glaube ich hole mir einen Salat", murmelte sie und begab sich wieder zu ihrem Auto. Kurz darauf stand sie auf dem Sandparkplatz hinter ihrer Arbeitsstelle, wo sie noch putzen sollte und ging hinüber zu dem Einkaufsladen. Dort schnappte sie sich ihren Lieblingssalat mit Scampis und bezahlte ohne groß zum Kühlregal zu gehen, wo die leckeren Maxi Kings lagen. Zurück am Auto angekommen, wurde sie von jemanden angesprochen. „Entschuldigung, fährst du weg?", wurde auf dänisch gefragt und Shiva antwortete ebenfalls auf dänisch: „Nein tut mir Leid. Ich esse nur schnell und muss dann arbeiten." Der Mann sah enttäuscht aus, aber nickte zum Abschied, bevor er den Platz verließ. Shiva genoss den Salat und dachte nach. „Bin ich wirklich zu dick und vor allem unnormal? Wie kann man so merkwürdige Gedanken haben? Vielleicht hat Marec Recht und ich bin krank." Schnell verscheuchte sie diese Gedanken und stieg aus ihrem kleinen Skoda aus. Langsam schlenderte sie zu ihrer Putzstelle. Eine Sozialstation, wo alle im Schichtdienst überall herum fuhren und die älteren Herrschaften betreuten. Ja da war immer etwas los. Es gab nur zwei Stunden, wo Shiva komplett alleine war. Als sie das dreistöckige Haus betrat, hörte sie schon das fröhliche Geschnatter des Personals. Sie grinste, hörte jedoch nicht zu, da sie mit den ganzen Fachbegriffen nichts anfangen konnte. Der erste Gang war zu ihrem Reinigungsraum und ließ Wasser in die Eimer ein. Lappen, ein Mikrofiebertuch für die Spiegel und Wasserhähne und zu guter Letzt Müllsäcke groß und klein. Shiva begann mit der Arbeit und war völlig vertieft, als Hanne sie ansprach. „Warst du gestern gar nicht da?", fragte sie und Shiva sah verwirrt aus. „Nein ich habe Donnerstags immer frei. Warum?"

„Weil die Toiletten nicht richtig sauber waren heute Morgen und ich weiß das du sehr zuverlässig und ordentlich bist." Sagte Hanne und Shiva antwortete: „Danke dir Hanne, aber am besten rufst du meinen Chef und fragst ihn wer gestern kommen sollte."

Hanne nickte, drückte Shiva kurz liebevoll die Schulter und begab sich in ihr Büro. Shiva machte ihre Arbeit weiter und dachte immer zu an die ganze Situation. Nach zwei ein halb Stunden war sie dann fertig und endlich Feierabend. „Wie es wohl gerade Julia mit ihrem Blind Date geht?", dachte sie und musste grinsen.

Julia war aufgeregt. Mit dem Bus fuhr sie nach Flensburg und da die Nummer 11 direkt zum Südermarkt fuhr, dauerte es ungefähr nur zwanzig Minuten bis sie dort ankam. „Warten Sie ich helfe Ihnen." Sagte Julia zu einer älteren Dame mit Rollwagen. „Oh das ist aber sehr nett Kindchen", antwortete sie und Julia hob den Rollwagen an und hielt dabei die Dame am Arm fest, damit sie nicht stürzte. „Vielen Dank mein Kind." Julia lächelte die Dame an und sagte: „Gern geschehen." Dann schlenderte Julia nervös zur Sympathie und fuhr die Rolltreppe in den dritten Stock. Ihr schlug das Herz so laut in der Brust, dass Julia dachte alle müssten es hören. Wer war wohl T.K.? Neugierig sah sie sich um, doch sie konnte niemanden sehen, der auf jemanden wartet. Sie schaute auf ihre Uhr. „Oh ich bin ja noch fünfzehn Minuten zu früh." Murmelte Julia und setzte sich schon mal an einen Tisch. Derjenige würde sie ja ansprechen, denn immerhin hatte er sie ja wohl schon einmal gesehen. „Was darf ich Ihnen bringen?" Eine kleine blonde Frau erschien am Tisch. „Einen Milchkaffee bitte. Ich warte noch auf jemanden." Antwortete Julia lächelnd und die Bedienung verschwand ebenfalls lächelnd. Julia war am überlegen, ob sie Shiva eine SMS schreiben sollte, aber das erübrigte sich, denn sie wurde angesprochen. „Hallo Julia." Julia erstarrte. Sie hatte die Stimme erkannt und dreht sich dann langsam zu der Stimmer um. Vor ihr stand Herr Keller. „Überrascht?", fragte er grinsend und Julia antwortete: „Ähm ja." Keller musterte sie auf eine liebevolle Art und fragte: „Darf ich mich setzen?" Julia war es peinlich und sagte hastig: „Aber natürlich. Bitte setzen Sie sich." Herr Keller setzte sich ihr gegenüber und musste lachen. „Sie machen den Eindruck als hätten Sie etwas ausgefressen." Julia lief rot an, so nervös war sie und in ihr flogen die Schmetterlinge herum. „Nein ganz sicher nicht Herr Keller." Er lachte amüsiert und da kam die Bedienung mit dem Milchkaffee. „Und was darf ich dem Herren bringen?", fragte sie grinsend und bekam zur Antwort: „Einen Cappuccino bitte und für jeden ein Spagetti-Eis." Die Blondine lächelte und sagte: „Kommt sofort." Und dann war sie weg. „Ich bin Tony Keller." Stellte Tony sich vor und Julia sagte: „Meinen Namen kennen Sie ja bereits, aber ich bin Julia Hartmanner." Er sah sie mit seinen blauen Augen an und Julia versank fast in ihnen. „Ich finde wir sollten uns Duzen. Oder wollen Sie es nicht?" Julia nickte und war völlig aus dem Häuschen. „Sicher Tony. Ganz deiner Meinung." Dieses Mal war es nicht die Blondine, sondern eine Brünette die alles brachte. „Tag Tony. Ich hoffe dir geht's gut?", sagte sie, während sie Eis und Cappuccino auf den Tisch stellte. „Ja danke alles bestens Sonja. Was macht der Kleine?" Sie lächelte liebevoll Julia und ihn an. „Ist frech wie sein Onkel." Sagte sie und Tony antwortete: „So schlimm bin ich nicht. Grüße Maik von mir." Julia fiel ein Stein vom Herzen das die Brünette keine Konkurrentin war, sondern seine Schwägerin. „Ja das werde ich und euch beiden Turteltauben viel Spaß und einen schönen Tag." Sie zwinkerte Julia zu und machte sich auf zum nächsten Tisch. Tony hatte sehr genau Julia´s Reaktion mitbekommen und meinte belustigt: „Na eifersüchtig?" Julia verschluckte sich am Milchkaffee. „Ähm ...nein gar nicht!", stammelte sie und wurde rot. Tony beugte sich über den Tisch zu ihr und flüsterte: „Lügen kommt nicht so gut. Aber das wirst du noch merken, wenn dein Hintern glüht." Julia schlug das Herz erneut bis zum Hals, aber es war Aufregung und keine Angst. „So so. Wirklich?!" Sie wollte gelassen klingen, aber es gelang ihr in keinster Weise, da sie selbst ihre Aufregung heraus hörte. Sofort fragte sie sich was er wohl mit ihr noch machen würde. Tony grinste und bezahlte dann bei seiner Schwägerin die Eis und Kaffee´s. Er hielt Julia den Arm hin und sie hackte sich ein. Zusammen gingen sie spazieren durch die

Stadt. Julia und Tony lachten viel und waren auf einer Wellenlänge und dennoch wollte Julia wissen was der Brad Pitt Tony vor hatte. Ihm entging nicht das sie sich den Kopf darüber zerbrach und ihm gefiel es sie schmoren zu lassen. „Darf ich dich nach Hause bringen?", fragte Tony Keller ganz der Gentleman und Julia freute sich darüber. „Gerne Tony." Er nahm ihre Hand und wie ein verliebtes Pärchen begaben sie sich in das Parkhaus der Holm Passage, wo das geliehene Auto stand und was später abgeholt werden würde. Kurz darauf waren sie in Weiche und betraten das Wohnhaus. Da knallte lautstark eine Tür. Beide sahen sich verdutzt an, als es dann noch laut in der Wohnung wurde, wo die Tür geknallt hatte, wusste Julia das es Shiva war.

Shiva fuhr nach Hause und war völlig aufgelöst. Ständig sah sie an sich herunter, wenn sie an einer Kreuzung stand. War sie wirklich zu dick? Gut sie hatte ein kleines Bäuchlein, aber schon immer und sie achtete darauf was sie aß und machte fast täglich Sport. Endlich kam sie zu Hause an. Weinend schloss Shiva ihr Auto ab und ging zur Haustür. Kurz nach ihr kamen Julia und ihre Begleitung, aber das hatte sie nicht mitbekommen und Julia auch nicht. Shiva rannte die Treppe hoch und knallte die Tür hinter sich zu. Kurz darauf drehte sie die Boxen ihrer Anlage auf, sodass es zwar im Treppenhaus, aber nicht in den anderen Wohnungen zu hören war. Es war irgendeine Gothic Gruppe zu hören. Shiva stand in der Küche und starrte auf die Griechischen Nudeln die nun wirklich leichte Kost waren und auf das Hähnchenbrustfilet. Das war ebenfalls leicht und statt einer Soße hatte sie einen fettarmen Joghurt mit Gewürzen gemacht. Alles leicht und wenig Kalorien. Trotzdem war sie verunsichert. Dann klingelte es an der Tür. Shiva versuchte es zu ignorieren, doch es klingelte durchgehend. Mit Schwung riss Shiva verheult die Tür auf und polterte: „Was ist!?" Julia wich zurück und stieß Tony fast dabei um. „Shiva was ist denn passiert?"

„Entschuldige bitte Julia." Antwortete Shiva und nun sah sie ihre Begleitung. Verwirrt und verheult sah sie Julia und dann Herr Keller an. „Kommt rein." Shiva trat zur Seite, schloss die Tür und drehte die Musik leiser. „Hallo Shiva ich bin Tony." Er reichte ihr die Hand und Shiva sah ihn dennoch skeptisch an. „Du guckst wie ein Auto." Julia lachte, Shiva kratzte sich am Kopf und antwortete: „Kann man mir das verübeln? Immerhin habe ich mit jemand anderem gerechnet als mit dem Bull.... Polizisten." Tony grinste und sagte amüsiert: „Hast ja gerade noch die Kurve gekriegt." Shiva deutete auf das Sofa und sie setzten sich. Kurz darauf gesellte sich Shiva ins Wohnzimmer mit drei Gläsern und einer Wasserkaraffe. „Und Sie sind also der Mysteriöse T.K." Sagte Shiva lächelnd und freute sich das Julia Glück hatte. „Ja das bin ich aber ich ziehe ein Du vor wenn es recht ist." Tony grinste noch breiter und Shiva nickte dann. Dann wurde Julia ernst. „Was ist passiert?" Shiva sagte nichts sondern atmete nur tief durch. „Bloß nicht wieder heulen, du hast Besuch." Ermahnte sie sich still und meinte: „Ach nicht so schlimm." Julia wollte es ihr nicht glauben und Tony erst recht nicht. „Komm schon Shiva. Du weinst doch nicht ohne Grund und drehst die Musik auf das die Wände wackeln." Meinte Julia und Shiva schnaufte. „Marec das Arschloch! Er hat mich betrogen und das schon seit 4 ein halb Monaten. Mit einer super dünnen Rothaarigen. Und er meinte ich wäre zu dick. Die Speckröllchen wären wohl zu viel für ihn gewesen." Schon wieder liefen die Tränen und Shiva hasste sich dafür, dass sie vor ihrem Besuch weinte. Natürlich erzählte sie ihnen nicht das er die Seite entdeckt hatte, auf der Shiva angemeldet war. „Dick? Also der Typ leidet unter Geschmacksverirrung. Du bist nicht zu dick. Du bist genau richtig. Als Mann freut man sich, wenn man etwas zum anfassen hat." Sagte Tony und stützte seine Ellenbogen auf seinen Knien ab, als er sich vorbeugte. „Den Bauch werde ich sowie so nie weg bekommen", schniefte Shiva. „Das musst du auch nicht. Du hast doch gehört was Tony gesagt hat." Julia nahm Shiva in den Arm. Urplötzlich ergriff Tony Shiva´s Handgelenk.

Erschrocken wollte Shiva zurück ziehen, doch sein Griff ließ es nicht zu. Erst jetzt realisierte Shiva das sie sich selbst verletzt hatte. Sie hatte sich eine Kratzspur auf der linken Hand gemacht. Mit seinen blauen Augen fixierte er Shiva und sie sah weg. „Das habe ich nicht gemerkt." Murmelte sie leise und Tony meinte: „Das habe ich bemerkt Shiva. Du hast das Borderline Syndrom, richtig?" Shiva nickte und sagte dann: „Bis jetzt war es nicht mehr da."

„Wo hast du Wund- und Heilsalbe?", fragte Julia und stand schon auf um sie zu holen. „Im Badezimmerschrank ganz oben." Antwortete Shiva und ihr war es sichtlich unangenehm. Eigentlich sollte niemand es wissen was sie für Probleme mit dem Syndrom hatte. „Ich kenne es da mein Bruder es auch hat oder sagen wir hatte." Shiva hörte ihm zu was er sagte und war erstaunt darüber das Tony wohl ein sehr harter Brocken sein konnte. Julia kehrte mit der Wund- und Heilsalbe zurück und strich es ganz vorsichtig auf die Wunde. „Danke Julia." sagte Shiva und fühlte sich etwas unwohl. „Habt ihr Hunger?", fragte Tony und Julia antwortete: „Ich habe einen Bären Hunger." Shiva schüttelte den Kopf. „Du musst was essen." Sagte Julia und Shiva funkelte beide an. „Ich muss gar nichts." Meinte sie trotzig, stand auf und Julia seufzte. Tony stand ebenfalls auf und sagte zu Julia: „Bestelle für sie schon mal eine Pizza mit Lach und Spinat. Ich rede mit ihr." Julia sah ihn an und antwortete: „Okay werde ich machen. Für dich Salami?" Er nickte und verschwand aus dem Wohnzimmer. Shiva hatte schon zwei Teller und zwei mal Besteck aus der Schublade genommen, als Tony in die Küche kam. „Du hast ein Set vergessen."

„Nein habe ich nicht und ich werde auch nicht essen." Sagte Shiva bockig und stieß damit auf taube Ohren. Tony ergriff erneut ihr Handgelenk und zog sie mit einem Ruck zu sich. „Wenn du nicht mit isst, dann wird nicht nur Julia traurig sein, da du inzwischen ihre beste Freundin geworden bist, so wie sie es mir erzählt hat.

Und du Fräulein wirst traurig sein, weil dein entzückender Arsch eine Runde Salsa getanzt hat", knurrte er leise und ihm blieb nicht ihre Reaktion verborgen. Sie schluckte kaum merklich und das Funkeln in ihren Augen war genau so schnell verschwunden wie es auf getaucht war. „Schon gut. Bestellt für mich mit. Spinat und Lachs."

„Na also geht doch. Braves Mädchen, obwohl ich mich sehr über deinen Arsch gefreut hätte." Grinste er und Shiva streckte ihm die Zunge heraus. Julia kam in die Küche und meinte fröhlich: „Bestellt und wird in ungefähr 30 Minuten geliefert." Urplötzlich warf sie sich Tony an den Hals und küsste ihn. Shiva grinste breit und verließ die Küche mit dem Geschirr, um es im Wohnzimmer auf den Tisch zu stellen. „Hatte er das gerade wirklich gesagt?" Sie war aufgeregt gewesen, denn diese Drohung hatte sie doch erregt und ihre Fantasie kam auf Hochtouren. Sie war mutig genug um es sich selbst ein zu gestehen, dass es sie gereizt hätte, aber nicht mit dem Mann, der wahrscheinlich jetzt Julia´s neuer Freund war. Urplötzlich wurde Shiva zu Boden gerissen. „Hey!", schrie sie lachend auf, denn Julia hatte sie mit zu Boden geworfen, saß auf ihr drauf und kitzelte Shiva durch. Zwei Frauen Anfang dreißig benahmen sich wie Kleinkinder, doch das war ihnen gerade egal. Julia wollte ihre Freundin aufmuntern und da war ihr jedes Mittel recht. „Stopp!", rief Shiva außer Atem und Julia hielt inne. „Bist du jetzt bitte wieder fröhlich?!", fragte sie von oben herab und Shiva antwortete trotzig: „Ja doch!" Kurzerhand wurde sie noch ein mal gekitzelt. „Ja ich ...... bin nicht....mehr traurig!", jappste Shiva nun und Julia stand auf, reichte ihr die Hand half Shiva hoch. Tony hatte dem Treiben amüsiert zu gesehen und dachte: „Die kleine Shiva wäre was für Lukas."

Der Abend verlief harmonisch und dann lag Shiva erschöpft im Bett.

Kapitel 3

Shiva träumte erneut von dem Unbekannten. Er war muskulös, gut aussehend und vor allem sportlich. „Hmmm halt die Klappe!", knurrte sie unter der Bettdecke hervor, weil ihr Wecker Radau machte. Blinzelnd setzte sie sich auf und sagte: „Das war alles nur ein Traum." Doch das stimmte nicht ganz. Marec hatte sie betrogen, sie als krank bezeichnet, weil sie andere Leidenschaften hatte und behauptet sie wäre zu dick. Mit einem mal überkam ihr ein schlechtes Gewissen, weil sie sich hatte zu der

Pizza überreden lassen. Shiva würde sich am liebsten den Finger in den Hals stecken, doch das brachte nichts mehr, denn die Pizza war verdaut. „Okay ab heute wird nur zum Mittag Gemüse gegessen." Befahl sie sich selbst und stieg unter die Dusche. Als sie dort so stand und einseifte, stellte sie sich vor das der Unbekannte sie einseifte, liebkoste und einfach nur lieben würde. Sie fing an zu Träumen.

„Oh Mann diese Tagträume sind ja schlimm." Shiva grinste vor sich hin, kam aus der Dusche und trocknete sich ab. Kurz darauf föhnte sie die Haare und dann machte sie sich einen Eiweißdrink. Das reichte als Frühstück und dann wollte sich Shiva sich die Beine vertreten. Als sie allerdings aus ihrer Wohnung kam, stieß sie mit einem gut aussehenden Mann zusammen. „Ach du liebe Zeit! Entschuldigung." Sagte Shiva und der Mann hielt sie im Arm. Sie sahen sich in die Augen. Es schien als würden sie sich schon lange kennen. Shiva konnte sich nicht erinnern jemals so grüne Augen gesehen zu haben, außer bei ihrer Tante die allerdings schon vor Jahren verstorben war. „Kann passieren. Einen schönen Tag noch." Grinste der Mann, ließ Shiva los und ging zur Wohnung von Julia. Shiva sah ihm nach und musste feststellen, dass er dem Unbekannten ähnelte aus ihren Träumen. „Quatsch Shiva. Reiß dich zusammen", schimpfte sie mit sich leise, aber da der Mann lächelnd zu ihr sah, ging sie davon aus das er sie gehört hatte. So schnell war Shiva noch nie nach draußen verschwunden.

Der Mann grinste breit, als Julia ihm die Tür öffnete. „Wer sind Sie?", fragte sie und hielt den Bademantel noch enger um sich geschlungen. „Guten Morgen. Ich bin Lukas Schneider. Ich wollte Tony abholen. Er hat mir geschrieben." Nun lächelte Julia ihn an und ließ ihn herein. „Dein Kollege ist da!", rief sie und verschwand in die Küche, um Kaffee zu kochen. „Morgen Lukas komm rein und setzte dich ins Wohnzimmer! Ich bin sofort bei dir." Tony strahlte über das ganze Gesicht und Lukas kam der Anweisung nach. „Morgen Schatz. Magst du für Lukas auch

Toast schmieren?", fragte Tony Julia, als er die Küche betrat und ihr den Nacken küsste. „Da kann ich schlecht nein sagen, wenn du so lieb fragst. Hmmm!" Tony küsste noch einmal ihren Nacken und murmelte: „Danke Baby. Ich liebe dich." Julia nickte und er nahm Gläser mit ins Wohnzimmer.

„Danke das du mich abholst." Tony sah Lukas an und reichte ihm ein Glas Wasser. „Kein Problem. Das machen Freunde nun mal." Es störte ihn auch nicht, dass Tony sein Chef war, im Gegenteil, er freute sich das sein Kindergartenfreund so viel Ehrgeiz hatte. Lukas grinste breit und Tony wurde neugierig. „Was ist los? Du grinst bis über beide Ohren."

„Mir ist so zu sagen eine Frau in die Arme gefallen. Sie kam aus der Tür gegenüber von euch." Lukas grinste und Tony sagte: „Ah dann hast du Shiva schon kennen gelernt." Jetzt sah Lukas ihn verwirrt an. „Die Kleine ist genauso passiv wie meine Julia. Frech ist sie auch und glaub mir die braucht mal eine strenge Hand." Lukas Augen leuchteten. „Ist nicht dein Ernst?", sagte er, aber er glaubte Tony sofort. „Na seit ihr beiden Bullen am lästern?", kam Julia herein und Lukas grinste, während Tony antwortete: „Das Wort sollten wir so schnell wie möglich aus deinem Wortschatz verbannen." Tony grinste süffisant dabei und schlug ihr einmal kräftig auf den Po, als sie sich vorbeugte, um das Frühstück auf den Wohnzimmer Tisch zu stellen. „Auuu hey! Doch nicht wenn Besuch da ist." Dieses Mal war es Lukas der antwortete: „Glaub mir Julia, es wird mich nicht stören. Verdient hast du es." Julia schluckte, wollte zurücktreten, aber wurde von Tony über sein Schoß gezogen. Der Bademantel flog hoch und bevor Julia sich wehren oder protestieren konnte, schlug Tony ihr auf den nackten Hintern. Julia zog scharf die Luft ein und zappelte. „Was nach einem Schlag zappelt die Kleine? Da geht aber noch mehr." Sagte Lukas grinsend und sah dabei zu, wie Tony ihr den Po versohlte, während Julia ihn an funkelte. Lukas stand auf nachdem sie den Kopf hängen ließ und ihr Gejammer unterdrückte. Er legte eine

Hand unter Julia´s Kinn und hob es an. Sie weinte stumme Tränen. „Schreie ruhig Liebes, dann geht's dir besser und es ist leichter." Lukas sah sie liebevoll an und dann, als Tony erneut ihren Po bearbeitete, brach es aus ihr heraus. „Braves Mädchen. Deine Tränen ehren uns." Sagte Lukas und ließ sie sachte los. Tony hörte im rechten Moment auf, als sie dachte, dass sie es nicht mehr ertragen könnte. Lukas verschwand mit einem Zeichen, dass er beim Auto warten würde. Tony nickte und kümmerte sich liebevoll um Julia. Er half ihr auf, nahm sie in den Arm und sagte leise: „Das ist das schönste was mir eine Frau je geschenkt hat. Schäme dich nicht für deine Tränen. Sie machen dich nur stärker." Tony küsste Julia und dann öffnete er seine Hose. Ohne nach zu denken nahm Julia seinen Schwanz in den Mund und verwöhnte ihn, wollte nur das es ihm gefiel und er noch mehr Spaß dabei hatte. Stöhnend ließ er sie gewähren. Kurz vor seinem Höhepunkt hörte sie auf und Tony legte sie aufs Sofa. Sie jammerte auf, als ihr Po die Unterfläche berührte und er grinste. „Ich liebe das Baby." Dann drang er sachte in sie ein und liebte sie leidenschaftlich.

Lukas wartete auf seinen besten Freund und dachte über die Worte von ihm nach. Die junge Frau im Flur, Shiva sollte passiv sein. Das wäre für ihn ein Traum. „Na du Tagträumer!" Grinsend gesellte sich Tony zu Lukas und dieser antwortete: „Na ja ich muss ja träumen. Habe nicht so viel Glück wie du." Lukas freute sich für ihn und dann stiegen sie in Lukas´ Auto ein. Sie machten sich auf den Weg zum Revier, welches am ZOB in Flensburg lag, aber auf dem Weg dorthin sahen sie Shiva. „Hupe sie mal an."

„Aber das macht man doch nicht Tony. Das solltest du wissen als Polizist." Sagte Lukas, aber tat ihm den Gefallen, fuhr etwas langsamer und hupte. Shiva erschrak zwar aber sie ignorierte es. Jetzt war Lukas´ Neugierde geweckt. Er hupte noch einmal und Shiva platzte los: „Ey du Penner! Verpiss dich gefälligst! Bin vergeben!"

Tony und Lukas sahen sich an und grinsten. „Also wenn du vergeben bist, warum warst du dann so unglücklich?", kam es von Tony aus dem Smart. Shiva blieb stehen und drehte sich zu ihnen um. „Ups entschuldige bitte. Ich dachte das wären wieder so ein paar halbstarke." Shiva ging einen Schritt zurück, da Lukas den kleinen Smart auf den Bürgersteig lenkte. „Also wirklich das ist doch kein Parkplatz." Meinte Shiva belustigt und sah dabei Lukas an, der sie über das Autodach musterte, weil er aus gestiegen war. „Ja eine freche Klappe hat sie", sagte Lukas grinsend, aber ließ Shiva nicht aus den Augen. Er konnte in ihren braunen Augen versinken. „Sag ich doch." Tony saß grinsend im Auto, worüber Shiva sehr dankbar war, da sie es Tony durchaus zu traute, das er die Drohung vom Vorabend war machen würde. „Müsst ihr nicht arbeiten?", fragte Shiva sichtlich nervös und Tony grinste breit. „Klar aber ich bin der Chef und kann auch mal etwas später kommen." Shiva sah in an und meinte frech grinsend: „Musst ja nicht gleich kommen, erscheinen reicht schon." Lukas lachte los und Tony schüttelte lächelnd den Kopf. „Hast Recht Shiva, also bis später und esse vernünftig." Shiva rollte mit den Augen und sagte: „Oh ja Dad." Lukas kriegte sich kaum noch ein vor Lachen und Tony sagte belustigt: „Wenn ich dein Dad wäre, wärst du nicht so frech." Shiva wurde rot, Lukas lachte noch immer, als er einstieg und Tony winkte zum Abschied. Shiva sah ihnen nach und musste zugeben das der Kollege von Tony süß aus sah. Wie er wohl hieß?

Shiva schlenderte weiter zum Pitty Park um ein bisschen zu bummeln, doch der Kollege von Tony, der in Shiva´s Augen wie Orlando Bloom aussah, nur mit grünen Augen und so um die 190 cm groß war, fand sie extrem süß. „Ach was so viel Glück hast du nicht Shiva." Dachte sie, ging zur Eisdiele die im großen Eingangsbereich war und holte sich einen Coffee to Go. Das brauchte sie jetzt. Weiter ging es in Richtung Elektromarkt und dort entsorgte sie den leeren Becher im Mülleimer. Dann machte sie sich auf den direkten Wege zu den CDs. Shiva brauchte mal etwas neues. Sie besaß fast nur CDs aus ihrer Teenager Zeit. Aus dem Augenwinkel sah Shiva zwei Jungen, so um die 12 Jahre und verdammt sie wohnten im Haus gegenüber, die sich unschlüssig hin und her bewegten. „Oh bitte nicht." Dachte Shiva, aber die Jungs steckten doch tatsächlich ein paar CDs ein. Es war nicht unbeobachtet geblieben, denn auch ein großer Mann mit Muskeln, hat die beiden kleinen Diebe gesehen. Die Jungs machten sich auf den Weg zum Ausgang. Shiva konnte nicht anders als ihnen zu Folgen und bekam sie noch vor den Mann zu fassen. „Gebt mir die CDs!",sagte sie energisch und die Jungs sahen sie erschrocken an. „Wir...!"

„Gebt sie mir oder der Typ nimmt euch hops!", fauchte Shiva leise und sie gaben ihr schnell die

CDs. Gerade als der Sicherheitsmann etwas sagen wollte, fragte Shiva: „Und diese möchtet ihr haben?" Die Jungs nickten und sie antwortete: „Okay."

„Entschuldigen Sie bitte. Gehören die Jungs zu Ihnen?", fragte der Sicherheitsmann und Shiva meinte: „Ja das sind meine Brüder. Warum fragen Sie?" Er musterte die Jungs grimmig und sagte dann: „Weil sie die CDs stehlen wollten." Shiva sah in erzürnt an. „Also ich bitte Sie. Wie kommen Sie dazu so eine Anschuldigung zu machen? Das ist ja wohl die Höhe!", knurrte Shiva und machte damit den Mann an der Information aufmerksam. „Gibt es Probleme?", fragte dieser und bevor der Sicherheitsmann antworten konnte meinte Shiva: „Allerdings, meine Brüder werden beschuldigt CDs gestohlen zu haben, obwohl sie mir die CDs gereicht haben für die Kasse." Der Mann hatte zugehört und fragte: „Stimmt das Herr Schließmann?" Er kratzte sich nun verlegen am Kopf und meinte nur: „Entschuldigung es war ein Missverständnis." Daraufhin verschwand der Typ und ließ Shiva mit den Jungs stehen. „Es tut uns sehr Leid. Er nimmt manchmal seinen Job viel zu ernst." Sagte der Mann an der Information und Shiva bezahlte die CDs an der Kasse. Draußen folgten die Jungs ihr, bis sie das Gebäude verlassen hatte. Währenddessen hatte sie ein Video geöffnet mit Kindern die klauten und dafür zur Rechenschaft gezogen wurden. Shiva blieb stehen und sagte zu den Jungs: „Hinsetzen." Sie gehorchten und der blonde Junge fragte: „Warum haben Sie uns geholfen?" Shiva hatte einen weichen Blick, der dann ernst wurde. „Weil ich mir gedacht habe das ihr das hier nicht wollt." Sie zeigte ihnen das Video und die beiden Satansbraten wurden ganz blass. „Das hätte uns passieren können?", fragte der dunkelhaarige Junge geschockt und Shiva nickte nur. Zu ihrer Überraschung reichten sie Shiva Geld. Es reichte zwar nicht für die CDs, aber es war etwas. Shiva sah sie an und sagte: „Lasst gut sein. Ihr braucht es für den Bus."

„Woher weißen Sie das?" Shiva lächelte. „Ihr wohnt bei mir gegenüber im Block, also ab mit euch und macht das nie wieder." Sie nickten hastig und rannten zur Bushaltestelle. Was Shiva nicht ahnte, war das man sie beobachtet hatte. Tony und sein Kollege Lukas hatten es beobachtet, weil Tony und auch Lukas neugierig waren. Sie wollten wissen wie Shiva so war.

Lukas war angetan von Shiva. Sie hatte seines Erachtens das Herz am Rechten Fleck. „Sie ist wunderbar, frech und gutherzig. Ich verstehe nicht wie man sie betrügen konnte." Sagte Lukas Schneider und Tony Keller grinste: „Tja es gibt halt Idioten."

„So wie du!" Lukas lachte und wurde von Tony schief angesehen. „Also dir sollte man auch mal den Arsch versohlen." Knurrte Tony gespielt beleidigt und Lukas meinte scherzend: „Soll ich ihn vorher für dich epilieren?" Tony sah ihn an und meinte grinsend: „Das werde ich auch noch so hinkriegen." Beide lachten und folgten erneut Shiva, die wieder in den Pitty Park gegangen war. Im sicheren Abstand gingen sie Shiva hinterher und beobachteten alles. Zielstrebig machte sich Shiva auf den Weg in die Gemüseabteilung. Tony und Lukas waren recht erstaunt wie viel Gemüse sie kaufte. „Ist Shiva Vegetarierin?", fragte Lukas und schaute zu ihr rüber. „Nein ist sie nicht. Shiva hatte Hähnchenbrustfilet zu Hause auf dem Herd. Allerdings hat ihr nun jetzt Ex behauptet sie wäre zu dick." Lukas klappte die Kinnlade herunter. „Zu dick? Was ist das denn für ein Freund gewesen? Wo ist sie denn dick?" Lukas konnte es nicht verstehen und Tony meinte: „Wie ich schon sagte. Es gibt nun mal Idioten. Oh pass auf." Tony zog Lukas in einen Seitengang, weil Shiva auf sie zu kam. Die beiden hatten Glück, denn Shiva hatte sie nicht bemerkt und ging zur Kasse. Tony und Lukas begaben sich zum Eingang, wo sie auch hinaus konnten und folgten Shiva nach draußen. Sie ging zur Bushaltestelle und wartete auf den Bus. Tony sah Lukas an und grinste breit, als sie kurze Zeit später an der Ampel standen. „Na los frag sie ob wir sie mitnehmen sollen." Sagte Tony und Lukas freute sich wie ein kleines Kind. Lukas fuhr den Polizeiwagen auf die Tankstelle, die gegenüber lag und wendete. Kurz darauf hielt er an der Bushaltestelle. Shiva sah verwirrt aus und als Tony das Fenster runter gemacht hatte, fragte er: „Sollen wir dich mit nehmen?" Shiva sah sich um und meinte: „Ähm nein ich fahre lieber mit dem Bus. Und ich denke nicht das Privatfahrten mit dem Wagen erlaubt wären." Tony lachte und nun sagte sein Kollege, den Shiva ja noch nicht mit dem Namen kannte: „Wir müssen sowieso nach Weiche, also können wir dich doch mitnehmen." Verlegen sah Shiva ihn an, fasste sich ein Herz und stieg unter neugierigen Blicken ein. Irgendwie war es ihr doch etwas unangenehm, aber sie sparte immerhin 1,50€ für die Fahrkarte. Kurz darauf waren sie in Weiche und Shiva wollte so schnell wie möglich aus dem Polizeiauto raus, aber natürlich war hinten Kindersicherung drinnen. Tony lachte und Lukas stieg aus. Er öffnete Shiva die Tür und meinte grinsend: „Ich bin übrigens Lukas Schneider. Und die Kindersicherung ist nicht nur für Verbrecher gut." Shiva stieg aus und antwortete mit rotem Kopf: „Ich bin Shiva Hansen."

„Ich weiß. Hast du Lust mit mir essen zu gehen heute Abend?", fragte er und hoffte das sie ja sagen würde. Shiva musste überlegen. „Ich muss noch arbeiten heute und wäre gegen halb sieben zu Hause." Sagte Shiva und Lukas strahlte über das ganze Gesicht. „Darf ich dich um halb acht abholen?" Shiva nickte und sagte: „Okay halb acht." Sie lächelte und dachte sich: „Wow ist doch nicht wahr."

„Also bis heute Abend." Mit diesen Worten stieg er wieder ins Auto und fuhr mit Tony wieder auf Streife. Shiva stand etwas verwirrt da und musste lächeln. Sie hatte ein Date und konnte es kaum glauben.

Gerade als Shiva durch die Tür trat, kam Julia aus dem Keller. „Hallo Shiva hast du Lust heute Abend mit ein bisschen die Küste unsicher machen?", fragte Julia strahlend und Shiva meinte verlegen: „Liebend gerne aber ich habe eine Verabredung." Julia sah sie an und freute sich. „Echt? Wow wer ist der Glückliche?" Shiva grinste und sagte: „Er heißt Lukas Schneider und ist Tony´s Kollege."

„Ist nicht wahr. Der war doch heute morgen hier." Shiva nickte und Julia freute sich tierisch. „Das muss auf jeden Fall gefeiert werden." Julia zog Shiva mit sich nach oben und Shiva grinste nur vor sich hin. Sie konnte Julia verstehen das sie aus dem Häuschen war. „Hast du etwas zum Anziehen?" Shiva rollte mit den Augen. „Sicher oder meinst du ich renne nackt durch die Gegend?" Shiva lachte und steckte Julia an. „Sorry ich freue mich halt für dich und ganz ehrlich. Schnappe ihn dir. Der ist auch süß!"

„Julia ich werde es langsam angehen lassen. Ich bin seit einem Tag Single und will nicht gleich mit dem Nächsten in die Kiste springen." Das konnte Julia natürlich nachvollziehen und nickte ihr auch ihre Zustimmung. Zusammen tranken sie noch einen Kaffee, bevor Shiva dann noch arbeiten musste. „Ich muss leider los Julia." Julia sah auf die Uhr und sagte dann: „Okay wir sehen uns. Aber das feiern wir noch." Shiva verdrehte die Augen und antwortete: „Ja das machen wir auch aber nicht heute." Damit verabschiedete sich Shiva und fuhr wie gewohnt nach Apenrade, um sauber zu machen. Dort angekommen, erlebte sie eine Überraschung. Ihre Chefs waren da und sahen sich um. „Hallo Shiva." Wurde sie auf dänisch begrüßt und sie antwortete: „Hallo Lara. Hallo Karl." Freundlich lächelnd sahen sie Shiva an und Lara sagte: „Wir müssen mal kurz mit dir reden." Oh je nicht gut. Shiva ahnte schon das es ärger geben würde. „Okay und um was geht es?", fragte Shiva vorsichtig und war erleichtert als ihre Kollegin dazu kam. „Hallo Zusammen." sagte sie und alle drei antworteten: „Hallo Heike."

„Kommt mit uns und setzt euch kurz." Meinte Karl und sie nahmen im Besprechungsraum der Sozialstation Platz. „Es gab einige Beschwerden." Fing Karl an und Lara machte weiter: „Es werden im Moment die Toiletten nicht ordentlich gemacht und auch nicht die Küchen." Heike sah etwas verlegen aus und Shiva wollte etwas sagen, doch dazu kam sie nicht. „Es ist immer dann wenn Shiva nicht hier ist. Heike du bist nur zwei Tage hier und machst es nicht ordentlich, dass muss sich ändern oder wir müssen dich entlassen." Heike, die ja schon etwas Älter war, blickte erschrocken auf. „Es tut mir Leid." Mehr brachte sie nicht heraus. „Lara, Karl. Ich weiß das ihr uns natürlich zurechtweisen müsst, aber ich bin auch nicht ganz unschuldig. Ich übersehe auch mal etwas und ich bin mir sicher das es nicht Heike´s Absicht war." Sagte Shiva, obwohl sie sich selbst auch schon darüber aufgeregt hatte und Karl antwortete: „Das wissen wir Shiva und es wäre auch schade euch oder eine von euch entlassen zu müssen. Nur müsst ihr versuchen es besser zu machen. Ich weiß das ihr es besser könnt." Heike nickte und entschuldigte sich noch einmal dafür. Karl und Lara nickten und verabschiedeten sich. Heike blieb allein zurück mit Shiva. „Danke Shiva." Shiva sah Heike und meinte: „Bitte gern geschehen. Aber sie haben Recht Heike. Mir ist es auch aufgefallen und ich habe nichts dazu gesagt." Heike sah verlegen aus und murmelte: „Tut mir Leid Shiva. Ich weiß das, ich hätte nicht gleich zu den Chefs hätte rennen sollen, als du im Urlaub warst." Shiva nickte nur weil sich Heike dafür entschuldigte. Immerhin hatte sie nach dem Urlaub einen Anschiss bekommen der sich gewaschen hatte. Heike war es sichtlich unangenehm und holte die Putzutensilien. Shiva sah sie erstaunt an und fragte: „Was hast du vor Heike?"

„Na ja du hast mir gerade beigestanden und ich dachte mir das ich dir auch jetzt helfen kann." Natürlich freute sich Shiva darüber und dankte ihr dafür. „Okay danke Heike." Und so machten die beiden Frauen die Sozialstation zusammen sauber. Shiva machte die Toiletten und Küchen gründlich sauber und Heike sammelte den Müll überall ein. Danach saugte Heike und Shiva wischte da, wo Heike schon fertig war. In ein ein halb Stunden war alles erledigt und sie machten Feierabend. Shiva bedankte sich bei Heike und machte sich auf den Weg nach Hause. Sie freute sich darauf Lukas wieder zu sehen und insgeheim fragte sie sich, ob er auf ihre Frechheiten eingehen würde. Zu Hause angekommen stürmte Shiva unter die Dusche und machte sich zum Ausgehen fertig. Shiva musste zugeben, dass sie total aufgeregt war.

Kapitel 4

Kurz vor halb acht. Es klingelte an der Tür. Shiva öffnete die Tür
und sah Lukas fasziniert an. Er trug eine dunkelblaue Jeans und
ein hellblaues Kurzarmhemd. Er sah zum anbeißen aus. Shiva
hatte sich ebenfalls schick gemacht. Sie trug eine Jeans die unten
zu den Füßen weiter wurde, ein schwarzes Spagetti Top und darüber eine blaukarierte Kurzarmbluse. „Du siehst hinreißend aus
Shiva." Shiva wurde rot und gab zurück: „Danke Lukas du aber
auch." Sie lächelten sich an und Lukas konnte nicht mehr widerstehen. Er legte seine Hände auf ihr Gesicht, beugte sich vor und
küsste sie leidenschaftlich. Sie erwiderte den Kuss und umarmte
ihn dabei. Als der Kuss beendet war, merkte Shiva wie heiß ihr
war. Lukas hielt ihr den Arm hin und sie hackte sich ein. Als Shiva
Lukas´Auto sah sagte sie: „Ich habe nicht gedacht, dass du wirk-
lichen einen Elefantenrollschuh fährst." Lukas grinste und sagte:
„Das ist mein Liebling." Shiva grinste und meinte: „Dann habe ich
ja gar keine Chance bei dir." Er drehte sich zu ihr, zog sie an sich
und flüsterte: „Und ob du die hast. Hmm dein freches Mundwerk
sollte ich dir austreiben." Shiva schluckte und dachte: „Meint er
das ernst? Oder ist das nur so daher gesagt?" Sie war sich nicht
sicher, denn er versteckte seine Reaktionen vor ihr. Sie wünschte
es sich das er es ernst meinte. Lukas hielt ihr die Tür von seinem
Smart auf und Shiva stieg ein. Kurz darauf saß er auf dem Fahrer-
sitz und sah Shiva direkt an, strich sanft mit dem Zeigefinger über
ihre Wange und murmelte: „Du bist wunderschön Shiva." Shiva
lächelte verlegen, denn mit Komplimenten konnte sie nicht um-
gehen. Ihr Ex-Freund Marec hatte ihr nie Komplimente gemacht.
„Danke Lukas. Ich... weiß nicht....uhhh.... was ich sagen soll."
Stammelte Shiva und Lukas meinte: „Du musst nichts sagen. Alles was ich sage meine ich auf jeden Fall ernst Shiva. Du bist wirklich hübsch und hast das Herz am rechten Fleck." Dann startete

er den Smart und fuhr runter in die Stadt Flensburg, um kurz darauf in der Holmpassage den kleinen Wagen zu parken. „Du bleibst sitzen." Befahl Lukas, verließ das Auto und öffnete ihr die Tür. „Lukas. Das ist zwar sehr nett von dir, aber ich bin schon groß." Sagte Shiva lächelnd, als er ihr die Tür öffnete und Lukas musterte sie grinsend. „Groß?"

„Ja groß auch wenn ich geschlagen 156cm bin." Shiva knuffte ihm feste in die Seite, sodass ihm die Luft entwich. „Oh ein Ballon", lachte Shiva und ging schnellen Schrittes zum Ausgang. „Du hättest vielleicht andere Schuhe anziehen sollen!", lachte Lukas, der sie schnell eingeholt hatte und Shiva streckte ihm die Zunge heraus. Lukas grinste breit. „Ja sie muss gezähmt werden." Dachte Lukas und küsste Shiva erneut leidenschaftlich. „Dann komm mein kleiner Kampfspatz." Sagte Lukas und Shiva grinste ihn frech an. „Kleine Frage. Woher weißt du eigentlich so viel?" Lukas sah sich geheimnisvoll an und meinte: „Ich habe so meine Quellen." Er führte sie zu einem Chinesen und Shiva freute sich über leichte Kost.

Drinnen im Restaurant kam ein Kellner auf sie zu. „Schneider! Ich habe für zwei Personen reserviert." Der Kellner schaute schnell in sein Buch das er trug und meinte freundlich lächelnd: „Ja, bitte folgen Sie mir." Lukas schob Shiva sanft vor sich her und grinste dabei vor sich hin. „Bitte sehr. Nehmen Sie Platz. Möchten Sie schon etwas zu trinken bestellen?"

„Bitte eine Flasche Wasser." Sagte Lukas und Shiva meinte: „Und bitte eine Hollunderschorle wenn Sie haben." Der Kellner nickte und verschwand mit der Getränkebestellung. Shiva und Lukas unterhielten sich bis der Kellner mit den Getränken an den Tisch kam. „Vielen Dank." Sagten Lukas und Shiva gleichzeitig und grinsten sich an. „Zwei Doofe ein Gedanke!", kam es ebenfalls gleichzeitig und nun lachten sie los. Schnell verstummten sie allerdings weil sie im Restaurant waren und nicht draußen. Lukas sah Shiva tief in die Augen und fragte: „Möchtest du Bratente mit Bambus Soße?" Shiva nickte und er freute sich das er ins schwarze getroffen hatte. Der Abend verlief harmonisch und als sie dann fertig mit Hauptgang und Dessert waren, fragte Lukas: „Hast du Lust auf einen kleinen Spaziergang?" Shiva sah ihn an und antwortete lächelnd: „Sehr gerne." Schnell bezahlte Lukas und dann verließen sie Hand in Hand das Restaurant. Shiva war nachdenklich, da sie es nicht so wirklich glauben konnte so viel Glück zu haben gleich nach der frischen Trennung. „Du bist so still. Ist etwas nicht in Ordnung?", hackte Lukas nach und Shiva überlegte wie sie es ihm sagen sollte. Er deutete auf eine Bank am Wasser. „Nun ja. Ich bin etwas verwirrt." Lukas sah ihr in die Augen. Oh Gott sie ertrank fast in seinen grünen Augen. „Warum bist du verwirrt?", fragte er liebevoll und Shiva sah kurz hoch zum Himmel der sich so langsam dunkel färbte. „Nun ja, das du mit mir aus gehst, obwohl ich nun nicht das Supermodel von Nebenan bin." Lukas wählte seine Worte mit bedacht, als er antwortete: „Ich gehe mit dir aus, weil ich dich einfach toll finde. Du bist wie man sich eine Frau wünscht. Und ganz ehrlich, ich stehe nicht auf extrem dünne Models an denen nichts dran ist oder sie auf geblasen wurden." Shiva fing an zu lachen. „Aufgeblasen?! Ja das ist manchmal war. Die sind aufgeblasen." Lukas reichte ihr die Hand und zusammen setzten sie lachend und unterhaltend den Spaziergang fort.

Es war schon spät als sie beide auf Julia und Tony trafen. „Hallo ihr beiden." Wurden sie von Julia und Tony begrüßt und Lukas meinte lachend: „Na Alter, hatte nicht mit dir gerechnet." Julia und Shiva lachten und Tony jagte hinter Lukas her. „Na warte du Lausebub!"

„Streng dich an Herr Keller!", rief Lukas und nun benahmen sich die Männer die ungefähr Mitte dreißig waren wie die Kleinkinder.

„Das kenne ich doch." Meinte Shiva zu Julia und Julia lachte: „Ich weiß nicht was du meinst." Shiva nutzte die Gelegenheit und stieß Julia in Richtung Tony, als er an ihnen vorbei kam. Tony reagierte schnell und fing Julia auf. „Hallo Schöne Frau." Sagte Tony und hielt Julia im Arm. „Auf sie!", rief Julia und nahm lachend die Verfolgung auf. Shiva hatte gleich nach dem Schubs die Schuhe ausgezogen, da es High Heels waren von ca 8cm Höhe und rannte vor Julia davon. Lukas auf gleicher Höhe und beide lachten über die beiden Anderen. „Was seit ihr denn für Schnecken?", kam es lachend von Shiva und Tony holte immer weiter auf. Doch irgendwie war sowieso in dieser Woche der Wurm drinnen, denn Shiva hörte eine Frau schreien. „Ahhhhh!"

Shiva blieb abrupt stehen und Tony hatte gerade noch Glück sie nicht um zu rennen. „Hab dich!", keuchte Tony und hatte eine Hand auf Shiva´s Schulter gelegt. „Sei leise!", fauchte Shiva. Tony sah sie verwirrt an genau wie Julia und Lukas. „Hört doch." Befahl Shiva und sie lauschten. „Hilfe!", schrie erneut die Frau, die Shiva gehört hatte und Shiva rannte in die Richtung aus der die Stimme kam. Tony alarmierte die Kollegen, während Lukas und Julia Shiva folgten. Shiva hörte die Frau noch immer schreien und sauste durch das Gebüsch an den verlassen Bahnschienen an der Hafenspitze von Flensburg.

„Shiva warte!", brüllten Lukas und Julia, doch Shiva war aus ihrem Blickfeld verschwunden. Shiva kletterte die Böschung hoch und rannte auf den Bahnschienen entlang bis sie die Brücke erreichte, wo ein Mann gerade versuchte eine junge Frau zu vergewaltigen. Sie hatte noch nicht einmal bemerkt das sie sich am Fuß verletzt hatte. „Hey du Arsch! Legt dich mit mir an!", brüllte Shiva ihn an und er fuhr erschrocken herum. Dann grinste er sie schmierig an. „Okay komm her du Schlampe! Ich mache dich fertig! Und dann fick ich dich!", knurrte er und Shiva hörte das der Typ auf jeden Fall unter Drogen stand. Er taumelte auf Shiva zu, doch er merkte das sich sein erstes Opfer aus den Staub machen wollte und änderte die Richtung. „Scheiße!", rief Shiva und rannte hinter den Beiden her. „Shiva warte!" Hörte sie Tony und Lukas von weiter hinten brüllen, doch sie stürzte sich auf den Typen und riss ihn zu Boden. Die Frau wurde auch mit gerissen, doch sie rappelte sich auf und rannte in die Richtung aus der sie gekommen war, direkt Lukas in die Arme. Der Typ hingegen stieß Shiva von sich und griff sie an. Nun hatte Shiva den Drogen Typ auf sich sitzen. „Na du Schlampe! Jetzt hast du wohl nicht mehr so ne große Fresse!", knurrte er und Shiva sah ihn entsetzt an, doch das war gespielt. Sie erinnerte sich daran was sie vor ein paar Jahren in dem Selbstverteidigungskurs gelernt hatte. „Tu mir nichts." Flehte Shiva und der Typ lachte gehässig, aber er wollte aufstehen und das nutzte Shiva aus. Sie hatte ein Fuß über sein Bein aufgestellt und riss mit Schwung ihr Becken hoch. Der Typ wurde zur Seite geschleudert und bevor er sich aufrappeln konnte, hatte Shiva ihm einen Schlag an den Hals verpasst. Er brach bewusstlos zusammen. Sie hatte die empfindliche Stelle an der Halsschlagader getroffen und saß nun selber keuchend neben dem Mann. „Oh Gott Shiva!", rief Julia und kam mit Tony aus der Dunkelheit angelaufen. „Mir geht's gut." Sagte Shiva außer Atem und Tony sah erstaunt auf den Bewusstlosen. „Das hätte schief gehen können!", knurrte Tony und sah Shiva böse an. Shiva stand nach Luft ringend auf und fauchte ihn an: „Ist es aber nicht!" Er schüttelte den Kopf. Tony legte dem Mann Handschellen an und sammelte ihn auf. Tony war böse auf Shiva und fragte dann: „Was hast du eigentlich gemacht mit ihm?" Shiva seufzte und erzählte es ihm. Erstaunt hielt er an, mit dem Mann, der wie ein nasser Sack über Tony´s Schultern hing. „Schau nicht so. Ich habe einen Selbstverteidigungskurs gemacht während meiner Ausbildung um Stress ab zu bauen. Und daran habe ich mich erinnert."

„Und wo war das?", fragte Tony verblüfft, obwohl er die Antwort schon erraten konnte. Weto Schule hier in Flensburg. Valericko Claudiosolo." Antwortete Shiva und nun wurde Tony´s Ausdruck freundlich und Julia sagte: „Wow Shiva du bist Klasse."

„Trotzdem Shiva. Du hättest auch tot sein können." Knurrte Tony und hörte seine Kollegen, die die Bahnschienen herauf rannten. „Ist alles okay Herr Keller?", fragten sie ihn und nahmen ihm den Typen ab, der langsam wieder zu sich gekommen war und benommen wirkte. „Ja alles klar. Kümmert euch um ihn."

„Ja das werden wir." Sagten die beiden Beamten und dem einen fiel auf das Shiva sich verletzt hatte. „Sie sollten zum Arzt." Shiva, Julia und auch Tony sahen verwirrt aus. „Na Sie bluten stark." Er zeigte auf Shiva´s Fuß und Tony handelte gleich. „Huch! Hey lass mich runter!", protestierte Shiva und Julia lachte herzhaft. „Das ist nicht lustig Julia! Lass mich runter Tony!", fauchte sie ihn an, bekam aber zur Antwort: „Ich lasse dich nicht runter." Stattdessen haute er ihr auf den Hintern. „Auu! Lass das gefälligst!" Julia lachte, Shiva hing über Tony´s Schulter und fluchte leise vor sich hin und Tony grinste breit, als sie bei Lukas ankamen, der die junge Frau seinen Kollegen mitgegeben hatte. „Warum trägst du Shiva?" Lukas war verwirrt, aber angetan von dem Anblick ihres knackigen Hinterns und Tony zeigte ihm ihren linken Fuß, der eine klaffende Wunde an der Seite hatte. Tony setzte Shiva auf die Bank am Wasser und baute sich vor ihr auf. Julia kicherte noch immer und Lukas stellte sich neben ihn auf. „Was?!", knurrte Shiva und Tony beugte sich vor. „Wie kann man nur so leichtsinnig sein?", fragte er und Shiva gab ein schnaufendes Geräusch von sich. „Den Abend habe ich mir anders vorgestellt." Meinte Lukas, aber grinste Shiva an und dieses Grinsen gefiel ihr nicht. „Seit nicht so gemein. Immerhin hatte sie den Mut zu helfen." Mischte sich nun Julia ein und beide Männer seufzten. „Ja das stimmt auch wieder. Na los ab ins Krankenhaus." Sagte Tony und Lukas nahm Shiva auf den Arm. „Ich kann selber laufen. Und außerdem bin ich zu schwer." Sagte Shiva und Lukas sah sie einfach nur an. „Das entscheide ich ob du zu schwer bist Shiva." Tony und Julia folgten den beiden grinsend und Tony öffnete die Hintertür von seinem VOLVO V60 Geländewagen. Shiva saß zusammen mit Lukas hinten und war darüber dankbar, das niemand ein Wort sagte. So konnte Shiva nachdenken.

„Ja das war leichtsinnig." Dachte Shiva still und schloss für einen kurzen Moment die Augen. „Eigentlich sollte man dir den Arsch versohlen." Brüllte eine innere Stimme und Shiva musste doch leicht grinsen. Der Wagen hielt und Lukas stieg aus. Shiva öffnete die Tür und wollte ebenfalls aussteigen, aber Tony hinderte sie daran. „Du bleibst wo du bist." Sagte er streng und Shiva rollte genervt mit den Augen. Lukas kam herum und hob sie wieder auf die Arme, aber dieses Mal protestierte sie nicht. „Eins muss ich ihm lassen, er ist sehr stark." Dachte Shiva und schmiegte sich an ihn. Julia grinste und folgte Tony in die Notaufnahme von der Diako.

„Guten Abend. Was kann ich für Sie tun?", fragte eine Schwester und dann erkannte sie die beiden Männer. „Na wenn das nicht Herr Keller und Herr Schneider sind. Ich muss Ihnen sagen das Sie umsonst kommen." Sie sahen die Frau an. „Was meinen Sie Jana?", fragte Keller verdutzt. „Also ihr Bruder ist schon wieder zu Hause." Antwortete sie lächelnd und Tony sagte: „Ich wusste noch nicht einmal das er hier war. Wir kommen eigentlich wegen einer Verletzung." Die Schwester stand auf und besah sich Shiva´s schmutzigen Fuß. „Oh ja natürlich. Nehmen Sie doch bitte noch kurz Platz." Bat Schwester Jana, holte einen Arzt und saß dann wieder an ihrem Tisch in der Notaufnahme. Es war mal nichts los in der Notaufnahme. „Guten Abend die Herrschaften." Begrüßte sie Dr. Messe. „Abend Dr. Würden Sie sich das bitte einmal ansehen?", baten Tony und Lukas gleichzeitig. Der Arzt besah sich Shiva´s Fuß. „Schwester Julie holen Sie bitte eine Schüssel mit warmen Wasser und einen Waschlappen. Und bringen Sie es mir in Behandlungsraum 4." Die Schwester, die mit dem Dr. gekommen war, eilte davon. Shiva war es gerade etwas unangenehm. „Wie ist es denn passiert?", wollte Dr. Messe wissen, als sie dann im Behandlungsraum 4 waren und Shiva erzählte ihm von dem Abend. „Alle Achtung. Sie haben Mut bewiesen junge Frau. Und Sie beide können darauf stolz sein, dass eine Bürgerin Zivilcourage zeigt." Nun war es Shiva die Tony und Lukas frech angrinste, während sie mit offenen Mündern da standen. Julia hielt sich die Hand vor den Mund um nicht laut los zu lachen. „Ja da haben Sie auch wieder Recht Dr. Messe." Kam es von Tony und sah dabei Shiva etwas angesäuert an. Er musste zugeben, dass sie doch ganz schön viel Mut besaß. Nachdem die Wunde versorgt war, bat der Arzt Shiva etwas langsamer zu machen, damit die Wunde nicht wieder aufging. Es musste zum Glück nicht genäht werden, aber der Druckverband störte schon ganz schön. Auf jeden Fall freute sich Shiva das sie endlich nach Hause konnte.

Kapitel 5

„Ich finde es trotzdem nicht gut, dass du morgen arbeiten willst."
Sagte Lukas und Shiva sah ihn an. „Ich kann es mir im Moment
einfach nicht leisten krank zu sein, also akzeptiere es bitte." Lukas
nickte zwar widerwillig, aber begeistert war er dennoch nicht darüber. Tony war es ebenso wenig gewesen, aber Julia meinte, dass
Shiva alt genug wäre das selber zu entscheiden, womit sie ja auch
Recht hatte. „Darf ich bei dir bleiben oder möchtest du das ich
gehe?", fragte Lukas, hoffte das er bleiben dürfte, doch Shiva
meinte verlegen: „Ich möchte es bitte langsam angehen." Lukas
lächelte sie liebevoll an und sagte einsichtig: „Aber natürlich. Ich
würde dich aber gerne morgen besuchen." Lächelnd nickte Shiva
und er gab ihr einen leidenschaftlichen Kuss. „Bis morgen dann
Honey." Lukas verschwand grinsend und ließ Shiva mit einem
Glücksgefühl zurück. Shiva lehnte sich glücklich an die Wand
und dachte: „Es ist ein Traum. Ich dachte nicht das ich so viel
Glück habe. Ich werde ihn aus der Reserve locken. Honey hat er
mich genannt." Diese Worte schmeckten wie süße Vollmilch
Schokolade, die sie gern mal aß. Entschlossen ging Shiva dann zu
Bett, immerhin war es ja schon zwei Uhr nachts und sie wollte
etwas länger schlafen.

Lukas ging langsam runter zu Tony. „Na wie ich sehe, darfst du
nicht bleiben." Tony grinste, meinte es aber nicht böse, dass
wusste Lukas. „Ich werde sie morgen besuchen. Sie möchte es
langsam angehen." Sagte Lukas und fügte dann hinzu: „Immer
noch besser als wie du mit der Tür ins Haus zu fallen." Tony
lachte herzhaft und nickte. „Komm ich bring dich zu deinem
Auto." Sagte Tony und fuhr Lukas runter in die Stadt zum Parkhaus. Als Lukas dann endlich in seinem Smart saß grinste er breit

vor sich hin. „Die Kleine werde ich mir zur Brust nehmen", dachte er und fuhr dann nach Hause. Lukas wohnte auf dem Land. Wanderup hieß das kleine Dörfchen und er liebte es. Er war kein Stadtei, nein er liebte das Landleben und er würde es gerne mit Shiva teilen, nur dazu müsste er eine größer Wohnung haben. Auf ein ein halb Zimmer mit zwei Personen wäre es zu eng.

Shiva wachte um halb zehn auf. Laut gähnend streckte sie sich und setzte sich in ihrem Bett auf. Kurz darauf kippte sie allerdings zurück und es drehte sich alles. „Oh Scheiße!", knurrte Shiva und setzte sich langsam auf und es war besser. Es klingelte auf einmal Sturm an der Tür. „Moment ich komme!", rief Shiva laut, dachte aber für sich: „Sonst bin ich gleich taub" und dann war es still. Sie wickelte sich in einen Bademantel, humpelte zur Tür und machte sie auf. „Hallo." Wurde Shiva von den beiden Jungs begrüßt, denen sie vor dem Einbuchten bewahrt hatte. Shiva betrat den Flur und zog die Tür ein Stück zu. „Was macht ihr beiden denn hier?", fragte Shiva verwirrt und die Jungs antworteten zerknirscht: „Sie haben uns geholfen und wir möchten Danke sagen." Die beiden hatten ein kleines Geschenk, eine kleine Zierpflanze in Papier eingewickelt für Shiva und sie machte es auf. Sie sah erstaunt auf und meinte: „Okay.... das ist.... wirklich nett von euch....aber wie kommt ihr dazu?" Die Jungs sahen sie noch schuldbewusster an. „Na ja wir haben es Mama erzählt und sie meinte wir sollten uns bedanken und auch für die Tat entschuldigen." Shiva lächelte liebevoll und sah die beiden Jungs an. „Ja da hat eure Mom recht und ihr beiden seit bitte lieb. Und vielen Dank." Die Jungs fingen an zu lächeln, drückten Shiva an sich und verschwanden dann mit einem „Vielen Dank" nach unten. Shiva war so überrascht, dass sie fast zurück fiel, aber Tony war zur Rechten Zeit am Rechten Ort. „Langsam Kleine." Sagte er und fing sie auf. Shiva musste blinzeln, um die vielen Sternchen los zu werden. „Ähm danke Tony." Antwortete Shiva verlegen und

Tony hielt Shiva fest. „Shiva ist alles in Ordnung?!", rief Julia schon, als sie in den Flur gelaufen kam. Julia hatte eigentlich gucken wollen wo Tony mit den Brötchen blieb. „Ja mir geht es gut." Versuchte Shiva sie zu beruhigen, aber Tony glaubte es ihr nicht, doch bevor er etwas sagen konnte, meinte Julia: „Bitte sage Bescheid wenn du Hilfe brauchst. Es ist nicht schlimm." Shiva sah Julia blinzelnd an und sagte: „Ich danke dir. Ich möchte gerne mit dir später etwas bereden." Julia sah sie fragend an, aber antwortete: „Sicher Shiva. Sag mir wann du Zeit hast." Shiva grinste Julia an und nickte. Sie hatte eine Idee und die sollte auch wahr werden, doch Julia sollte auch mitmachen. Erst einmal wollte Shiva frühstücken und dann stieg sie mit einer Tüte über den Fuß in die Dusche. Als sie endlich fertig war und sich angezogen hatte, setzte sie sich an ihren Lap Top, um sich nach günstigen Immobilen um zu sehen die in der näheren Umgebung lagen. Es war inzwischen schon zwei Uhr nachmittags und Shiva bekam eine Whatsapp SMS von Lukas.

„Hallo Honey. Ich schaue heute Abend bei dir vorbei. Ist neunzehn Uhr okay?"

Shiva grinste und freute sich darauf.

„Ja ist okay. Ich freue mich auf dich."

Es dauerte nicht lange da kam auch die Antwort von Lukas zurück.

„Prima. Bis heute Abend und passe gut auf wenn du arbeiten gehst."

Ein noch breiteres Grinsen machte sich auf Shiva´s Gesicht breit und schrieb „werde aufpassen" zurück. Dann blieb das Handy still und dann machte sich Shiva auf den Weg zur Arbeit. Nach zwei ein halb Stunden war sie dann fertig und fuhr zum Strand in Apenrade, um sich ein bisschen den Wind um die Nase wehen zu lassen. Es war der ideale Ort um nach zu denken, dem sanften Rauschen zu zu hören bevor man sich erholt ins Auto setzte und nach Hause fuhr, was Shiva auch nach einer dreiviertel Stunde dann tat. Gleich nachdem sie in ihrer Wohnung verschwunden war, suchte sie erneut Immobilen. „Hmm die sieht doch mal interessant aus." Murmelte Shiva und klickte auf die Immobilie. Zu sehen war ein alter Resthof mit großem Grundstück. Shiva´s Augen leuchteten und sie druckte die Seite mit den Informationen aus. Der alte Stall war groß genug um daraus vier Zimmer zu machen, wenn nicht sogar noch mehr. Das Haupthaus war auch nicht gerade klein und bot schon alleine sieben Zimmer ohne Bad und Wohnzimmer. Das Wohnzimmer war auf dem Bild recht groß, aber das müsste man sich ansehen. Und der Resthof lag in Wanderup, also ganz in der nähe von Flensburg/Weiche. Jetzt wollte sie noch den Preis wissen und war erstaunt das die Bank nur 25.000 Euro haben wollte. Prompt schrieb sie die Nummer von dem Bankberater auf, um am Montag gleich an zu rufen. Shiva hatte sich das gründlich überlegt und am Geld sollte es nicht scheitern. Entschlossen ging sie um halb sieben rüber zu Julia, doch als sie klopfen wollte hielt sie inne. Von drinnen waren Klagelaute und Gejammer zu hören. Dazu kam regelmäßiges Klatschen. Wie gebannt stand Shiva vor der Tür und stellte sich die Situation vor, wie Julia über Tony´s Schoß lag und den Hintern versohlt bekam. Es erregte Shiva, als sie es sich vorstellte und als sie sich umdrehte prallte sie gegen Lukas, der unbemerkt hinter sie getreten war und es ebenfalls hörte.

„Was machst du da?", fragte Lukas streng und Shiva hatte ein schlechtes Gewissen. „Ich.... oh ich.... es tut mir Leid.....ich habe gelauscht." Sie fühlte sich gerade wie ein kleines Kind, dass gerade beim Naschen erwischt wurde und ihr wurde mächtig heiß. Was würde jetzt passieren? Lukas sah sie mit dunkelgrünen lustvollen Augen an. Er wollte eine Hand auf ihre Wange legen, aber

Shiva wich erschrocken zurück. „Ich schlage dich nicht ins Gesicht Kleines." Sagte Lukas besänftigend und erstaunt über ihre Reaktion und Shiva lief rot an wie eine Tomate die Überreif war. „Es tut mir Leid." Hauchte sie und dann strich er sanft über ihre Wange. Er lächelte sie an, hob sie hoch und trug sie in ihre Wohnung. Shiva schmiegte ihr Gesicht in seine Halsbeuge und zog seinen angenehmen Duft ein. Nachdem er die Tür geschlossen hatte, begab er sich mit Shiva auf dem Arm in das Wohnzimmer. Es war bestückt mit einem dreier Sofa und einem zweier Sofa. Davor stand ein kleiner Tisch mit einer Glasplatte. Auf der anderen Seite wo eigentlich ein Sessel stehen sollte lag ein gemütlicher Sitzsack in einem knalligem Orange. Lukas begab sich zum dreier Sofa. Dort ging es dann auch sehr schnell. Lukas legte Shiva einfach über seinen Schoß und Shiva protestierte nicht, obwohl sie gerade Angst hatte. Es überraschte ihn das sie nichts sagte oder gar Gegenwehr zeigte. Dann lächelte er, als er seine Hand auf Shiva´s Rücken legte und das leichte Zittern bemerkte. „Erregung gepaart mit Angst. Eine unwiderstehlich Kombination." Dachte er und lächelte noch immer. „Macht man so etwas Shiva? Lauschen an fremden Türen, auch wenn es die beste Freundin ist?", fragte Lukas wieder in dem strengen Tonfall, der gleichzeitig auch so sinnlich war und er bemerkte das Shiva erschauderte. „Nein Lukas. Es tut mir Leid. Ich konnte einfach nicht widerstehen." Shiva hatte ehrlich geantwortet und bereute es auch es getan zu haben und auch wiederum nicht, denn sonst wäre sie jetzt nicht in dieser aufregenden Situation. „Was wird er machen? Wird er es wirklich tun?" Die Gedanken sausten ihr wie wilde Bienen durch den Kopf und als sie dachte das sie nicht mehr ertragen könnte zur warten, sauste die Hand von Lukas auf ihren Hintern. Ach du Schreck. Mit so viel Kraft hatte Shiva nicht gerechnet und zog die Luft ein. „Pissnelke!", knurrte Shiva. Lukas sah sie erstaunt an und fragte: „Was hast du gesagt?" Shiva biss sich auf die Lippen. „Warum habe ich das denn jetzt gesagt!" Sie wusste es nicht und antwortete frech: „Ich habe nichts gesagt."

„Diese kleine Luder. Lügt mir frech ins Gesicht", dachte Lukas, streichelte ihr den Rücken und meinte dann: „Wenn du meinst Kleines." Er hörte auf sie zu streicheln und Shiva hielt die Luft an. Kurz darauf sauste seine Hand wieder auf ihren Po, erst sanft und dann steigerte Lukas die Intensität. Immer und immer wieder sauste seine Hand auf ihren Hintern. Shiva bekam nach Strich und Faden den Hintern versohlt von Lukas. Obwohl es schmerzhaft war, war es doch befreiend. Irgendwann, es kam Shiva wie eine Ewigkeit vor, fing sie an zu schreien und zu weinen und doch fühlte sie sich gut. „Bitte....!", schniefte sie und Lukas hielt kurz inne. „Was bitte?", fragte Lukas liebevoll und Shiva musste kurz Luft holen, was Lukas auch akzeptierte und in dieser Zeit streichelte er ihren Rücken. Shiva wollte mehr und auch wieder nicht. Lukas bemerkte ihren Zwiespalt und hoffte sie würde ihren Wunsch äußern. „Ich.... habe es verdient...... Lukas bitte... bestrafe mich.....ich will nicht mehr stark sein müssen!", antwortete Shiva und ließ sich hängen. Lukas dachte kurz nach und streichelte dabei ihren Rücken. „Ist das wirklich dein Wunsch?", fragte Lukas liebevoll und Shiva sah ihn verheult über die Schulter an. „Ja ich will nicht mehr stark sein. Ich kann einfach nicht mehr." Kam es von Shiva und Lukas sagte lächelnd: „Wenn du es so möchtest Kleines. Aber ich höre erst auf wenn ich es für richtig halte, egal wie du schreist." Shiva holte Luft und sagte entschlossen: „Ja Lukas.... ich vertraue dir und das du weißt was du tust." Es zauberte Lukas ein Lächeln auf dem Gesicht und nun sollte sie Feuer bekommen. Lukas schlug den Rock hoch und schaute auf zwei schon rote String Tanga Bäckchen, wo sich allerdings ein nasser Fleck abzeichnete. Shiva zitterte, aber sie wusste was sie wollte und hatte es heraus gefordert. Lukas folgte mit den Fingern ihren Rundungen und fing dann an ihr nun richtig den Hintern zu versohlen. Es klatschte nur so auf die fast nackten Backen und doch fand es Shiva geil und vor allem befreiend. Sie war so erregt, obwohl sie weinte, aber sie war einfach glücklich nicht mehr stark sein zu müssen, die Kontrolle abzugeben und endlich hatte sich ihr sehnlichster Wunsch erfüllt. Einen Mann zu finden der wusste was eine Frau wie sie brauchte ohne irgendwelche abfälligen Bemerkungen zu machen. Nach fünfzehn Minuten Trommelfeuer hörte er allerdings auf. Shiva hing erschöpft über seinen Schoß, weinte wie ein Schlosshund und er streichelte ihren Rücken bis sie zu Atem gekommen war. Ihr String Tanga war komplett nass.

Lukas nahm sie in den Arm, nachdem er ihr auf geholfen hatte und beruhigte sie. Er schaukelte Shiva sachte hin und her, da er sie sitzend auf seinen Schoß gezogen hatte. Sie wimmerte, wegen ihrer geschunden Kehrseite, aber fühlte sich einfach gut und sie merkte selbst wie erregt sie war. Lukas fuhr vorsichtig in ihren Tanga und fing an Shiva zu stimulieren. Shiva sah ihn verheult und glücklich an und stöhnte auf. Er begann sie leidenschaftlich zu küssen, ließ sie auf das Sofa gleiten und wieder wimmerte Shiva auf. „Ungezogenes Mädchen. Ich liebe es wenn du dich mir hingibst." Murmelte er liebevoll zwischen den Küssen und Shiva strich ihm durch die kurzen braunen Haare. Lukas zog ihr langsam den Tanga über die Hüften und dann landete er auf dem Boden. Shiva öffnete seine Jeans, glitt mit beiden Händen in den Bund und schob sie ein gutes Stück über seine Hüften. Kurz darauf folgte auch die Boxer Shorts ein Stück hinunter und sie hatte Zugang zu seinem prallen Geschlecht. „Alle Achtung!", dachte Shiva, während Lukas sich keuchend mit seinen Händen unter ihr Top schob, um an ihre vollen Brüste zu gelangen. Der BH war schnell geöffnet und schob ihn ein kleines Stück nach oben. Shiva stöhnte, als er ihre Brüste mit seinen Händen umschloss. Gekonnt zwirbelte er ihre Brustwarzen und entlockte Shiva ein qualvolles Geräusch. Lukas grinste sadistisch und machte mit der Folter weiter. Immer wieder gab sie lust- und qualvolle Schreie von sich, während sie ihn mit der Hand verwöhnte. „Ich nehme dich jetzt Kleines." Liebevoll sah er sie an, doch dann grinste er sadistisch und zwirbelte erneut die Brustwarzen und Shiva konnte nicht anders als zu rufen: „Ja bitte!" Lukas drang langsam in sie ein, füllte sie aus und Shiva keuchte, stöhnte und umklammerte ihn, bis sie von einem Höhepunkt fort gerissen wurde. Nach Luft schnappend lag sie unter Lukas, der sie anlächelte und meinte: „Das war aber sehr frech von dir zu kommen, ohne auf mich zu warten. Dafür werde ich noch einen Höhepunkt von dir einfordern." Shiva sah ihn an. „Was?", dachte sie und sagte keuchend: „Das geht nicht ich kann nicht zwei mal kommen." Doch Lukas fing sie erneut an zu stimulieren, während er sich bewegte. Shiva hatte es nicht für möglich gehalten das er sie noch einmal so stark erregen könnte, aber seine flinken Finger belehrten sie eines besseren. Er massierte gekonnt ihre nun wieder anschwellende Lustperle. Er zwickte die Liebesperle leicht. Immer und immer wieder, bis es schon für Shiva fast unerträglich war und Shiva kam in einem lauten Schrei mit Lukas. Ermattet und ausgelaugt lag Shiva auf dem Sofa, Lukas über ihr und grinste sie an. „Das war einfach Wahnsinn mein kleiner Kampfspatz." Sagte Lukas etwas außer Atem und Shiva bewegte sich, doch sie jammerte. „Mein Hintern brennt wie Feuer." Shiva sah Lukas vorwurfsvoll an und er lachte. „Das soll er auch Kleines. Schon alleine wegen der Sache unten am Hafen gestern Abend." Es klopfte an der Tür und Lukas meinte: „Bleib sitzen. Ich mache auf." Shiva sah ihn entsetzt an. Sie war fast nackt und er reichte ihr schnell den Tanga und Rock. Beides war in Windeseile angezogen und Lukas kam mit Tony und Julia, die ebenfalls verheult aber glücklich aussah herein. Julia setzte sich etwas schwerfällig neben Tony und die beiden Männer lachten herzhaft, während die beiden Freundinnen sie vorwurfsvoll ansahen.

Kapitel 6

Der Abend bei Shiva verlief harmonisch und Shiva fühlte sich sehr wohl. Sie konnte nun sagen, dass sie richtige Freunde hatte. Tony ist einfach toll, Julia ist die beste Freundin geworden die ihr die ganze Zeit fehlte und Lukas war einfach der liebevollste Mann den es gab. „Was wolltest du mit mir besprechen?", flüsterte Julia, die inzwischen neben Shiva saß und bekam zur Antwort: „Das zeige ich dir morgen früh. Versuche aber alleine her zu kommen." Julia nickte und grinste schelmisch, was Tony und auch Lukas stutzig machte. „Was heckt ihr beiden aus?", fragte Tony und Shiva war schneller mit dem Reden, als mit dem Denken: „Das geht euch gar nichts an Kartoffelkopf." Julia lachte laut los, Tony und Lukas sahen erstaunt aus und Tony wandte sich an Lukas: „Du erlaubst?" Lukas nickte und grinste sadistisch. „Ach du Scheiße!", dachte Shiva, wollte auf springen, doch Tony hatte sie schon am Handgelenk zu packen. Shiva versuchte sich zu befreien, aber dieser Versuch war auch nur halbherzig, denn sie wollte auch gerne einer andere Hand aus probieren. Kurz darauf lag Shiva über seinem Schoß und bekam auch gleich einen kräftigen Hieb auf den Rock. „Auuuu!", schrie Shiva auf und ihr schossen Tränen in die Augen. „Hmm. Du hast ja noch immer einen

Feuer Hintern und bist so frech." Sagte Tony und grinste. Julia war verstummt und sah fasziniert zu und sie war auch etwas eingeschüchtert von Lukas´Blick der sagte ´Wage-es-und-du-liegst-über-meinem-Schoß´ und das wiederum entlockte Lukas ein Lächeln. Shiva musste sich überwinden. „Es tut mir Leid Tony. Bitte.....nicht!" Shiva´s Worte waren schon fast ein flehen und doch erregte es sie. So ein Mist. Tony meinte lächelnd: „So leicht kommst du nicht davon Shiva. Auch wenn dein Hintern brennt, wird er jetzt einen flotten Tango tanzen." Shiva war entsetzt und doch wollte sie es. „Lukas bearbeite Julia doch kurz für mich. Sie hat irgendwas im Sinn." Lukas kam nur zu gerne der Bitte nach und Julia sah ihn entsetzt aber auch provozierend an und dann lag sie auch schon über seinen Schoß. Nun war einvernehmliches Klatschen und weinen zu hören. „Bitte.... Tony.... ich wollte das nicht!", flehte Shiva kurz darauf weinend und erschöpft. Natürlich wollten Tony noch Lukas das es zu viel für die beiden Mädels wurde und hörten nach gezählten 30 Schlägen auf die hübschen roten Kehrseiten auf. Für Julia und auch Shiva kam es wie 30 Minuten vor. Julia´s Po war dunkelrot und Shiva´s war nun leider zusätzlich blau geworden. „Sorry Shiva aber du hast blaue Flecken." Tony klang verlegen und Shiva lächelte verheult. „Ist nicht so schlimm. Bekomme schnell blaue Flecken." Lukas half Julia auf zu stehen und grinste breit, während Julia ihn mit ihrem Blick Lynchen wollte. Shiva stand nun neben Julia, da beide sich nicht hinsetzen wollten, was ja auch verständlich war, wenn man so den Hintern versohlt bekommen hatte. „Gute Nacht ihr zwei." Verabschiedete sich Tony und Julia sagte: „Schlaft gut und ich komme morgen früh kurz rüber. Ich nehme Brötchen mit." Shiva antwortete lächelnd: „Super Idee. Freue mich bis morgen und euch beiden auch eine gute Nacht." Lukas schlug in Tony´s Hand die er ihm hinstreckte und Tony drückte Shiva kurz an sich. „Es hat Spaß gemacht Kleine." Shiva verkniff sich eine Bemerkung, dass konnte Tony sehen und grinste sie an. Dann waren Julia und Tony verschwunden.

Als Shiva's Handywecker klingelte, machte sie ihn aus und streckte sich. „Guten....!", fing Shiva an, doch Lukas war nicht da. Sie sah sich um und lauschte, doch es war nichts zu hören und die Seite in ihrem Bett war kalt. Enttäuscht stand Shiva auf und trottete in die Küche. Dort lag eine Nachricht von Lukas auf dem Tisch.

--- Es tut mir Leid Kleines, aber es gab einen Spezialeinsatz. Ich liebe dich. Wir sehen uns heute Abend. Kuss Lukas. ---

Shiva las sich die Nachricht noch einmal durch und musste feststellen, dass sie doch etwas Angst um ihn hatte. Ein Spezialeinsatz. Es klang aufregend und auch sehr gefährlich. Kurz darauf klopfte es an der Tür. „Guten Morgen Shiva." Begrüßte Julia sie glücklich, nachdem Shiva die Tür geöffnet hatte und hielt ihr die duftende Brötchentüte vor die Nase. „Hey Julia. Komm rein wir essen im Wohnzimmer." Sagte Shiva und Julia fragte: „Ist deine Küche denn so klein?"

„Nein oder möchtest du mit deinem schmerzenden Po auf dem harten Küchenstuhl sitzen?" Julia überlegte kurz und meinte grinsend: „Ähm nein lieber nicht." Shiva grinste sie an und Julia half ihr den Tisch zu decken. Etwas zu schwungvoll setzte sich Julia auf das Sofa und verzog mit einem Wehklagen das Gesicht. „Dieser Affenarsch Lukas." Fauchte Julia leise und Shiva grinste sie an. „Was soll ich denn sagen? Tony hat meinen Arsch blau gehauen. Dieser Kohlkopf." Julia lachte und biss dann in ihr Brötchen, welches sie sich mit Gurke, Tomate und Käse belegt hatte. Shiva hatte sich nur Gurke und Tomate drauf gelegt und wurde von Julia gemustert. „Las das nicht Tony sehen."

„Ach was er kann doch froh sein das Frau sich gesund ernährt."
Antwortete Shiva und Julia musste ihr recht geben. Sie genossen
das Frühstück, den milden Kaffee, alberten herum und dann
meinte Julia: „Ich habe mich mal ein bisschen im Internet schlau
gemacht. Und ich bin über eine BDSM Location in Hamburg gefallen." Shiva wurde neugierig. „Sie nennt sich das Sadomasium.
Warte ich zeige dir die Seite." Sagte Julia und Shiva fuhr ihren
Lap Top hoch und öffnete das Internet. Zusammen begaben sie
sich auf die Seite und Shiva war begeistert. „Schau mal. Sie haben
nächstes Wochenende eine Spanking Party!", wies Shiva Julia darauf hin und Julia fragte: „Sollen wir mal hin?" Shiva überlegte,
denn es reizte sie mal so eine Location zu besuchen. „Ja warum
nicht, aber ob Tony und Lukas frei bekommen?" Tony war zwar
der Chef von seinen Leuten doch er leitete noch nicht das Revier.
Julia zuckte mit den Schultern und meinte: „Wir fragen sie einfach
und sonst fahren wir da alleine hin." Damit war Shiva einverstanden und biss in ihr Brötchen. „Und was wolltest du mit mir besprechen?", fragte Julia neugierig und Shiva bekam glänzende
Augen. „Hier schau mal. Ich habe auch mal geschaut und nur ab
Hamburg etwas gefunden was mit BDSM und Spanking zu tun
hat und dann habe ich diese Immobile gefunden in der Nähe."
Erzählte Shiva und Julia ahnte worauf ihre Freundin hinaus
wollte. „Ich hatte die Idee hier in der Nähe von Flensburg ein
BDSM und Spanking Domizil oder Klub auf zu machen. Oder beides in einem." Julia war begeistert und sagte: „Das ist eine super
Idee,wenn auch sehr gewagt, aber woher willst du so viel Geld
her kriegen? Ich meine 25.000 Euro ist nun nicht gerade wenig."
Klar hatte Julia recht, aber Shiva lächelte sie an und meinte: „Ich
werde mich erst mal mit dem Bankberater treffen um zu sehen
wie der Resthof wirklich aussieht."

„Kluge Entscheidung. Aber ich würde Lukas mitnehmen. Sicher
ist sicher." Shiva nickte und dann unterhielten sie sich noch weiter über Shiva´s Idee und auch Julia´s Idee eine Location auf zu
suchen.

„Sollen wir sie besuchen?", fragte Shiva und Julia grinste sie breit an. „Na klar. Sie sind bestimmt wieder im Revier." Die beiden Frauen fuhren runter in die Stadt. Da Sonntag war, war nicht viel los und sie stellten sich an die Hafenspitze. Sie quasselten die ganze Zeit und auch auf den Fußweg zum Revier am ZOB Flensburg. Als sie vor der Tür standen und gerade klingeln wollten, wurden sie von hinten angebrüllt: „Aus dem Weg! Verdammte Weiber! Sollten lieber am Herd bleiben!" Der Polizist rannte an ihnen vorbei, öffnete die Tür und verschwand drinnen. Shiva war sauer und bevor die Tür zu schwang stellte sie den Fuß hinein. Julia und Shiva traten ein und hörten den Mann brüllen: „Was sind Sie eigentlich für ein Haufen?! Nur Idioten!" Rums! Man hörte eine Tür knallen. Shiva sah den Polizisten, der sie das erste mal abweisend behandelt hatte. „Guten Morgen. Wer war denn das Megaphone?", fragte Shiva und der Polizist meinte leise: „Guten Morgen. Das war der Polizeichef von Revier 2 in der Nähe vom Bahnhof und leider zur Zeit für uns zuständig solange unser Chef in Urlaub ist." Shiva las den Namen auf seinem Schild „E. Kramer" und grinste auf einmal. „Haben Sie mal einen Zettel, Stift und Tesafilm Herr Kramer?", fragte Shiva und er reichte ihr alles. Julia grinste und ahnte was ihre Freundin vor hatte. Auf den Zettel schrieb Shiva --- Ich bin ein Dorffrettchen---, dann klebte sie Tesafilm Streifen dran und wartete das der Typ aus dem Büro von Tony kam. Es dauerte auch gar nicht so lange. „Sehen Sie zu das es wieder in Ordnung kommt Herr Keller oder ich werde dafür sorgen das Sie hier kein Polizeichef werden!" Brüllte der Mann und trampelte förmlich durch den Flur. Shiva versteckte den Zettel hinter ihrem Rücken. „Entschuldigung." Sagte Julia und der Mann blieb stehen. „Was denn?!", fauchte er Julia an und Julia, etwas erschrocken sagte freundlich: „Sie müssen doch nicht so sauer sein. Ein so gut aussehender Mann wie Sie braucht sich doch nicht so aufregen." Es war erstaunlich, der Polizeichef von Revier 2 wurde ruhiger und antwortete: „Entschuldigung. Es ist manchmal gar nicht so leicht." In der Zeit hatte Shiva ihm den

Zettel unbemerkt auf den Rücken geklebt und hielt den Daumen hoch. „Das glaube ich Ihnen. Oh je jetzt habe ich vergessen was ich eigentlich wollte. Na ja dann war es wohl nicht so wichtig. Einen schönen und ruhigen Tag Ihnen." Sagte Julia lächelnd und er meinte: „Vielen Dank. Ihnen natürlich auch." Tony stand unbemerkt in der Tür und der Polizeichef funkelte ihn an, drehte sich um und rannte noch Lukas fast über den Haufen, aber auch Lukas sah noch den Zettel auf dem Rücken des Polizeichefs und musste das Lachen zurückhalten. Als der Mann draußen war sagte Shiva energisch: „Machen Sie das Fenster auf schnell bitte!" Herr Kramer kam der Anweisung sofort nach und man hörte nur von draußen: „Hallo Frettchen!"

„Wie geht's Ihnen Frettchen?!"

„Schönen Tag Frettchen!"

Tony, Lukas und Herr Kramer lachten leise und sahen die beiden Frauen an. Dann konnte es keiner mehr zurückhalten. Sie alle lachten laut und der Polizeichef wurde erst von seinen Leuten in Revier 2 darauf aufmerksam gemacht.

Tony winkte die Mädels und auch Lukas in sein Büro. „Wessen Idee war das?", fragte Tony lachend und Lukas stand sich den Bauch haltend an der Tür. „Meine!", sagte Shiva und musste sich ein Grinsen verkneifen. „Ich.... oh je.... ich komme in Teufels Küche......" Lachte Tony und Shiva meinte: „Ich gehe freiwillig da hin. Mal sehen ob der Teufel meine Küche überlebt." Lukas, Tony und auch Julia konnten sich nicht mehr halten vor lachen. Dann wurde Tony ernst und Lukas verkniff sich das Lachen. Julia wurde schnell ruhig und dann fragte Tony: „Warum hast du das gemacht?" Shiva antwortete auch gleich: „Ich werde mich nur bei dir dafür entschuldigen. Ich habe es gemacht, weil der Mann uns draußen vor der Tür angebrüllt hat, dass wir Weiber sind die am Herd zu stehen haben und das geht ja gar nicht." Tony nickte und grinste. „Das haben wir nicht gehört. Aber ich kann dir sagen, dass ich wahrscheinlich auch so reagiert hätte." Shiva war erleichtert, dass Tony es mit Humor nahm und auch Lukas. „Lukas hast du mal eine Minute?", fragte Shiva dann und Lukas meinte lächelnd: „Sicher. Komm wir gehen in den Pausenraum." Julia blieb bei Tony und Shiva ging zusammen mit Lukas in den Pausenraum. „Möchtest du Kaffee?", fragte Lukas und Shiva nickte lächelnd. Er reichte ihr eine Tasse und sah Shiva fragend an. Shiva überlegte wie sie ihm ihre Idee mitteilen sollte ohne gleich als dumm da zu stehen. „Okay ich werde mit der Tür ins Haus fallen." Dachte sie und meinte dann: „Ich möchte mir einen Resthof in Wanderup ansehen. Kosten 25.000 Euro." Lukas spuckte fast den Kaffee über den Tisch. „Einen Resthof? Warum suchst du einen Resthof?" Lukas war neugierig was sie jetzt sagen würde. Shiva entschied sich eine kleine Lüge ein zu bauen. „Es ist schon immer mein Traum gewesen und ich wollte dich fragen ob du vielleicht mich begleiten möchtest wenn ich es mir ansehe." Lukas´ Augen leuchteten und er lächelte sie an. „Gerne begleite ich dich. Wo soll der denn genau liegen der Resthof?", fragte Lukas und Shiva nannte ihm die Straße. „Das ist ganz in meiner Nähe." Nun was es Shiva die ihn fragend ansah. „Ich wohne in Wanderup, beim Besterkrug habe ich eine ein ein halb Zimmerwohnung." Erklärte Lukas und Shiva lächelte ihn an. „Ich muss erst den Bankberater anrufen und einen Termin machen. Aber schön wenn du dann kurz Zeit hast den Hof mit zu besichtigen." Shiva freute sich und malte sich schon ihre Location aus, wie sie es alles gestalten wollte.

„Shiva bist du soweit?" Julia schaute durch die Tür. „Ja ich bin soweit. Bis später. Ich liebe dich!", hauchte Shiva Lukas ins Ohr, gab ihm einen Kuss auf die Wange und verschwand grinsend aus dem Pausenraum. „Tschüß Tony!", rief Shiva noch und weg waren die beiden Mädchen. Lukas schnappte sich eine neue Tasse, füllte Kaffee ein und ging damit zu Tony, der gerade wieder in sein Büro verschwand. „Kaffee?"

„Sehr gerne Lukas. Komm und setze dich." Sagte Tony und Lukas nahm Platz. „Ich frage mich was die beiden aushecken." Murmelte Tony und Lukas antwortete: „Wieso beide? Shiva möchte sich einen Traum erfüllen. Sie möchte einen Resthof in Wanderup kaufen." Tony sah von seinen Unterlagen auf. „Einen Resthof? Dann wird sie ja bald deine Nachbarin sein." Grinste Tony, doch das es nur ein Traum sein sollte wollte er nicht so ganz glauben. Lukas grinste und sie unterhielten sich, bis Lukas einen Vorschlag machte. „Sollen wir unsere Mädels am Samstag ins Sadomasium entführen? Da ist eine Spanking Party. Und das wäre der ideale Einstieg für die beiden Satansbraten." Tony's Augen leuchteten und antwortete: „Das ist eine super Idee. Ich werde die Karten Reservieren und dann bezahlen wir am Abend." Gesagt, getan. Nun freuten sie sich erst Recht auf das kommende Wochenende, denn sie vermuteten, dass weder Shiva noch Julia so eine Location besucht haben. Die beiden Frauen ahnten nichts davon, aber Tony wollte Julia anrufen, was er auch sogleich tat.

„Hallo Baby. Nehmt euch beide bitte nichts vor nächsten Samstag. Wir möchten mit euch eine besondere Location aufsuchen." Erzählte er und wartete auf Julia's Antwort. „Prima, wir sehen uns dann heute Abend." Damit legte Tony auf und grinste Lukas wie ein Honigkuchenpferd an.

Kapitel 7

Shiva sah Julia an und Julia meinte, nachdem sie aufgelegt hatte: „Die wollen bestimmt nach Hamburg." Shiva grinste und antwortete: „Das denke ich auch, aber so brauchen wir uns nicht darum zu kümmern. Ich freu mich schon darauf." Julia stimmte ihr zu und sie schlenderten noch durch die Stadt. Als Shiva auf die Uhr sah, war es schon zwölf Uhr. „Och man. Ich muss gleich noch arbeiten." Knurrte Shiva und Julia fragte: „Darf ich mitkommen?" Erstaunt sah Shiva sie an. „Nun ja ich bin noch nie weiter nach Dänemark gefahren als bis Krusau."

„Sicher kann ich dich mitnehmen." Shiva freute sich über Gesellschaft und Julia freute sich mal etwas mehr von dem Nachbarland zu sehen. „Sag mal Julia, was machst du eigentlich beruflich?"

„Noch arbeite ich in Harrislee als Verkäuferin. Mein Vertrag läuft allerdings nächste Woche aus. Bewerbe mich schon überall, aber bekomme nur Absagen." Meinte Julia traurig und Shiva wusste wie sie sich fühlte. „Kannst du dänisch?", fragte Shiva und Julia sagte: „Ja ich war im dänischen Kindergarten und Schule."

„Weißt du was? Fötex in Apenrade sucht gerade. Gehe doch gleich einfach mal rüber und frage ob das noch aktuell ist." Sagte Shiva und Julia überlegte kurz und dann strahlte sie. „Ja das werde ich machen! Warum bin ich nicht schon früher darauf gekommen?"

„Das kann ich dir nicht sagen Julia." Antwortete Shiva und fuhr die 170 runter nach Apenrade. „Wow ist das eine schöne Aussicht!", freute sich Julia und war hellauf begeistert. „Ein Strand direkt an der Hauptstraße. Da ist Wassersleben etwas geschützter mit seinen Büschen." Bemerkte Julia fasziniert und sah sich weiter um. „Du brauchst gleich nur hier über die Straße zu gehen. Ich brauche auch nicht lange heute." Sagte Shiva und Julia meinte: „Okay. Weißt du was? Wir essen nachher Hot Dog. Ich besorge alles. Wenn ich schon mal da bin." Shiva nickte und sie trennten sich. Shiva machte wie gewohnt sauber und Julia schlenderte rüber zu Fötex. Es war ein großer Laden und Julia begab sich zur Information. In Dänemark war alles etwas einfacher, da man sich in diesem Land duzt. „Hallo ich habe eine Frage. Sucht ihr noch Leute?" Der Mann sah auf und sagte freundlich: „Ja wir suchen noch. Willst du dich bewerben?" Julia nickte und er lächelte sie an. „Ich bin Henrik. Wo kommst du her? Und woher weißt du, dass wir suchen?", fragte er und Julia antwortete ebenfalls lächelnd: „Ich bin Julia Hartmanner, komme aus Deutschland und weiß es von einer Freundin, die hier in der Nähe arbeitet." Die beiden unterhielten sich fast eine Stunde und dann sagte Henrik: „Das ist richtig toll das du dänisch kannst. Wenn du mit deiner Arbeit in Deutschland fertig bist nächste Woche, kommst du hier her um sieben Uhr morgens." Julia war sprachlos und musste sich erst mal kurz sammeln. „Ich soll dann einfach her kommen?", fragte sie erstaunt und er nickte, schob ihr einen schon bereitgelegten Vertrag hin. „Ich glaube es kaum. Vielen Dank." Julia unterschrieb gleich und bekam den zweiten Vertrag mit. „Shiva wird Augen machen." Dachte Julia überglücklich, besorgte die Hot Dog Brötchen mit Würstchen, Remolade, Röstzwiebeln, Gurkenscheiben und ging zurück zur Sozialstation, wo Shiva gerade aus der Tür kam.

„Julia du strahlst ja so. Was ist passiert?"

„Ich habe den Job. Habe auch gleich den Vertrag bekommen und unterschrieben. Kannst du mir helfen mit den Behörden?", fragte Julia und Shiva drückte sie an sich. „Aber klar." Dann fuhren sie nach Hause. Beide merkten noch immer ihre Kehrseiten und grinsten vor sich hin.

Shiva ging in ihre Wohnung und Julia in ihre, da sie alles für den Abend vorbereiten wollte, was das Hot Dog Essen anging. Es würde nicht lange dauern bis Lukas vorbei kommen würde und auch Tony. Alle zusammen genossen den Abend und feierten Julia´s neuen Job in Dänemark.

Die nächsten Tage verbrachte Julia mit Shiva um alles zusammen zu suchen was sie brauchte für die Behörden und rannten von einem Amt zum nächsten. „Ich habe nicht gedacht das es so aufwendig ist in Dänemark zu arbeiten." Schnaufte Julia und Shiva grinste sie an. „Ich musste damals alles alleine machen. Hatte leider keine Hilfe gehabt."

„Wie du hattest keine Hilfe?" Julia war erstaunt. „Keine Hilfe. Außer das mir ein damaliger Kollege erzählt hatte wo ich hin muss und wie ich was beantrage. Und glaub mir für mich war es zu dem Zeitpunkt richtig anstrengend da ich nicht viel dänisch konnte." Julia sah sie mitfühlend an und dachte: „Da habe ich ja Glück."

„Ich weiß es sehr zu schätzen das du mir hilfst. Danke Shiva."
Shiva sah sie lächelnd an, umarmte sie und sagte dann: „So und
nun fahren wir zurück und dann zum Arbeitsamt alles abgeben."
Julia rollte mit den Augen und Shiva lachte herzhaft. Es war ja
schon Donnerstag und die beiden Frauen sind sich freundschaft-
lich noch näher gekommen und auch Tony. Mit Lukas hatte Shiva
ebenfalls einen super Fang gemacht und sie freuten sich auf Samstag. Als sie gerade über die Grenze fuhren, klingelte Shiva's
Handy und sie drückte auf den Knopf von ihrem Headset. „Shiva
Hansen." Meldete sie sich und wartete. „Ja das ist Richtig....in
Wanderup......ja....prima ich werde da sein. Vielen Dank." Endete
Shiva und strahlte übers ganze Gesicht. „Lass mich raten, du
kannst es noch heute besichtigen." Meinte Julia fröhlich und Shiva
sagte freudestrahlend: „Ja und einer Stunde ist Herr Baum da."
Julia nickte und meinte: „Fahre du ruhig zu Lukas und sage ihm
Bescheid. Ich werde nach dem Termin hier runter zu Tony mit
dem Bus fahren." Shiva sah Julia an und fragte: „Ist das auch
wirklich in Ordnung für dich?"

„Ja ist es und nun mach schon! Ich bin gespannt ob das klappen
kann." Julia nickte ihr zu, stieg am Arbeitsamt aus und Shiva fuhr
runter zum ZOB und Julia verschwand im Arbeitsamt. Shiva
stellte sich frech auf einen Parkplatz von den Polizeiautos und
stürmte ins Revier. „Lukas Schneider bitte." Sagte Shiva bevor
Herr Kramer fragen konnte und nickte ihr zu. „Lukas Besuch für
dich." Gab er durch das Telefon durch und kurz darauf stand Lukas grimmig aber nicht alleine auf dem Flur. Shiva drehte sich um,
sah seinen Gesichtsausdruck, den verliebten Gesichtsausdruck
der Blondine und ihr selbst verflüchtigte sich die Farbe aus dem
Gesicht. „Wie ich sehe störe ich gerade. Bis später." Sagte Shiva
hastig und rannte aus dem Revier. „Shiva warte!", rief Lukas noch
hinterher und die blonde Frau grinste triumphierend. „Las das
gefälligst Sarah. Ich habe kein Interesse an einem Neuanfang."
Knurrte Lukas und rannte hinter Shiva her, doch die saß schon in
ihrem Auto und fuhr über die Ampel, die gerade auf grün sprang.

„Mist." Lukas schlug die Hände über dem Kopf zusammen. „Wenn du deine Meinung änderst, du weißt ja wo ich wohne." Grinste selbstzufrieden diese Sarah und Lukas fauchte: „Das wird nicht der Fall sein." Dann ging Sarah grinsend davon. Als Lukas ins Revier gehen wollte, kam ihm Tony entgegen. „Shiva will sich den Hof ansehen. Warum bist du noch hier?", fragte Tony verwirrt und Lukas sagte nur: „Erkläre ich dir später. Ich bin dann mal eben mit zur Besichtigung." Tony nickte, sah aber immer noch verwirrt drein und Lukas sprang in seinen Smart. Kurz darauf war Lukas dann ebenfalls verschwunden.

Shiva war außer sich. „Ich dachte er liebt mich wirklich!", schrie sie in ihrem Auto und raste förmlich durch die Stadt. Es war ein Wunder das Shiva nicht geblitzt wurde. Sehr schnell war sie auf der B 200 die nach Wanderup führte. Sie ahnte ja nicht das Lukas ihr folgte, zwar nicht direkt hinter ihr, aber immerhin. Shiva kam in Wanderup an und wartete an dem Resthof auf den Bankbetreuer Herr Baum. Es dauerte auch nicht lange, da kam Herr Baum, stieg lächelnd aus und reichte Shiva die Hand. „Guten Tag Frau Hansen." Begrüßte er sie und Shiva lächelte ihn an. „Guten Tag Herr Baum. Schön das Sie Zeit hatten."

„Es war gerade eine Besichtigung abgesagt worden und da dachte ich mir ich könnte Ihnen den Hof zeigen." Antwortete Herr Baum und als sie in das Haupthaus hinein wollten, fuhr mit quietschenden Reifen der Smart von Lukas vor. Herr Baum sah verwirrt aus und Shiva rollte genervt mit den Augen. „Gehen Sie schon rein." Bat Shiva Herr Baum und er tat es. Lukas stieg aus, doch als er den wütenden Blick von Shiva traf, beschloss er draußen zu warten. „Bitte zeigen Sie mir alles", bat Shiva und verschwand im Haus. Shiva kam aus dem Staunen nicht mehr heraus. „Und hier ist der ehemalige Stall."

„Wow einfach wunderbar." Kam es begeistert von Shiva und der Bankbetreuer kam ihr etwas näher. Shiva wich ein kleinen Schritt zurück und sah sich weiter um. „Finger weg!", fauchte Shiva Herr Baum an, da er ihr an den Po gefasst hatte. Doch er dachte gar nicht daran, denn er fasste sie am Arm und Shiva wurde nun gerade richtig ungehalten. „Fassen Sie mich nicht an!", schrie sie und trat nach ihm, doch er wich aus, sie trat ins leere und er stellte ihr ein Bein. Shiva lag kurz darauf benommen auf den Boden, da sie sich den Kopf angeschlagen hatte am Metallpfosten von der Kuhfütterungstelle. Herr Baum wusste ja nicht das der Smartfahrer nicht weg gefahren war, sondern wurde von ihm von Shiva unsanft herunter gezogen. „Sie sind verhaftet." Knurrte Lukas den Mann an und legte ihm Handschellen an. „Drei an Null drei Zentrale." Sprach er ins Funkgerät, welches er am Gürtel hatte. „Null drei Zentrale hört." Kam es von Tony und Lukas sagte: „Habe einen Mann festgenommen. Wanderup Lückacker 3. Vergewaltigungsversuch." Kurze Stille. „Geht es ihr gut?", fragte Tony und Lukas antwortete: „Ja bitte bring jemanden her." Es kam ein „Ist gleich da" zurück und Lukas kniete sich zu Shiva, die sich inzwischen aufgesetzt hatte und sich den Kopf hielt. „Wie geht's dir?", fragte Lukas leise und Shiva murmelte: „Alles gut." Kurz darauf griff sie zum Handy und rief die Bank an. „Ja Hansen hier.... Nein bin nicht zufrieden.....Ihr netter Berater hat versucht mich zu vergewaltigen....ohhhhh nein so geht das nicht schwingen Sie Ihren Arsch hierher und zwar dalli oder ich ziehe Ihre gesamte Bank durch den Kakao.... gut bis gleich!" Lukas sah verlegen Shiva an und meinte leise: „Gut gemacht." Shiva lächelte traurig und dann hörte man auch schon Sirenen. „Na endlich." Sagte Lukas und Herr Baum wollte etwas sagen, doch verstummte, weil Shiva richtig geladen war und fauchte: „Wenn Sie nur den Mund aufmachen werden Sie niemals mehr Pinkeln können!" Das hatte gesessen und der Mann blieb still. Tony kam persönlich vorbei mit seinem Dienstwagen und seine Kollegen nahmen den Mann in Gewahrsam. „Wie geht's dir Shiva?", wollte Tony besorgt wissen und Shiva antwortete: „Gut. Lasst mich bitte kurz alleine." Tony und Lukas akzeptierten ihren Wunsch und entfernten sich von ihr. Tony ließ sich erzählen was geschehen war, doch das war nicht viel da Lukas von draußen herein kam, als Shiva schon am Boden gelegen hatte. Shiva lehnte sich gegen die Mauer von dem Resthof, als ein weiteres Auto eintraf. Es war der Bankmanager und war erschüttert darüber das noch immer die Polizei anwesend war. „Frau Hansen......" Der Mann brach ab, da Shiva die Hand hob und ihn wütend ansah. „Was haben Sie eigentlich für Leute eingestellt?!", knurrte Shiva und der Mann antwortete verlegen: „Es tut mir furchtbar Leid Frau Hansen. Tenker mein Name." Stellte er sich rasch vor und Lukas war mit Tony in der Nähe. „Ihr Berater hat mich fast vergewaltigt und mehr fällt Ihnen nicht ein?", fragte sie und Herr Tenker wurde noch verlegener. „Nun ja ich kann doch nicht wissen wie meine Leute ticken." Das stimmte auch wieder, aber in so einem Fall? Bevor sich Tony einschalten konnte meinte Shiva: „Mag sein, aber Sie hätten doch polizeiliche Akteneinsicht von ihrem Anwalt geben lassen können. Und glauben Sie mir Herr Tenker wenn Sie gut aus der Sache raus kommen wollen machen Sie mir jetzt ein besseres Angebot." Mit so viel Elan hatte Herr Tenker nicht gerechnet und wenn er ehrlich war, wollte er sie doch über den Tisch ziehen, aber hatte ja nicht gewusst das Shiva knallhart sein konnte. „Nun ich..... ich.....okay 15.000Euro und der Hof gehört Ihnen, mit dem Umliegenden Land." Stammelte Herr Tenker und Shiva sagte knallhart: „Einverstanden. Und ich habe Zeugen die es bestätigen können das der Hof für die Summe weggegangen ist."

„Aber natürlich Frau Hansen. Aber wer ist denn Ihre Bürge?", wollte Tenker wissen und war sich sicher das sie keinen hatte. „Wer sagt denn das ich einen Kredit mit Bürgerecht aufnehme? Niemand! Ich bezahle Bar." Sagte Shiva und Herrn Tenker entglitten die Gesichtszüge. Lukas und Tony, die bis jetzt nur zugehört hatten, sahen verwirrt aus und Shiva hielt Herr Tenker die Hand hin. Er zögerte und gab ihr dann die Hand. „Verkauft an Sie Frau Hansen 15.000Euro. Kommen Sie doch gleich zur Bank und wir machen alles fertig." Sagte er und Shiva antwortete:

„Sehr gut. Ich bin gleich da." Somit verschwand Herr Tenker und ließ sie mit Tony und Lukas zurück. „Was ist das denn gewesen?", fragte Tony völlig überrascht und Lukas sah das Shiva blass war und drohte um zu kippen. Sofort fing er sie auf. „Langsam Kleines. Hier trinke etwas." Lukas reichte ihr eine Flasche Wasser und Tony holte aus seinem Auto einen Müsliriegel. „Danke!", kam es von Shiva und hielt sich den Kopf. Sie konnte die dicke Beule fühlen und seufzte leise. „Wir kommen mit damit der Typ dich nicht doch noch über den Tisch zieht." Sagte Tony und Shiva nickte dankbar. „Warum bist du hier Lukas?" Shiva sah ihn nicht an, zu erschüttert noch von dem Bild welches sich ihr auf dem Revier geboten hatte. „Ich liebe dich und die Frau die du gesehen hast war meine EX. Sie meinte wir sollten einen Neuanfang wagen, weil sie mich bei dir gesehen hat und sie meinte das du nicht die Richtige bist für mich bist." Erklärte Lukas und Shiva sah ihn mit Tränen in den Augen an. „Er sagt die Wahrheit. Sarah ist eine Schlange und kann es nicht ertragen das Lukas sich von ihr getrennt hatte." Sagte Tony und legte beruhigend einen Arm um Shiva und Lukas ließ es sich nicht nehmen und küsste Shiva leidenschaftlich. „Ich Liebe Dich Shiva." Sagte Lukas energisch und half ihr aufstehen. Shiva nickte und stieg dann in ihr Auto, um zu der Bank zu fahren. Tony und Lukas folgten ihr natürlich um sicher zu gehen das alles rechtens ablief.

Bei der Bank in Handewitt angekommen, stieg Shiva aus und betrat etwas nervös das Gebäude. Tony und Lukas folgten im Abstand und beobachteten alles. „Ich habe alles für Sie vorbereitet Frau Hansen." Sagte Herr Tenker und schob ihr den Vertrag hin, der bereits unterschrieben war vom Notar, hatte allerdings nicht die Beamten Keller und Schneider gesehen. Shiva las sich den Vertrag durch und sagte dann laut: „Das war so nicht besprochen. 15.000Euro und nicht 23.000Euro." Gerade als Tenker sie übers Ohr hauen und an ihrem Verstand appellieren wollte, traten Tony und Lukas hervor und ihm entwich alle Farbe aus dem Gesicht. „Oh ja richtig mein Fehler." Schnell rannte Tenker zum PC und druckte den richtigen Vertrag aus, kurz darauf lief er zum Notar, der sein Büro in dem Gebäude nebenan hatte und lies den Vertrag unterschreiben so wie mündlich mit Shiva besprochen. „Hier ist der Vertrag. Ich hoffe es ist alles zu Ihrer Zufriedenheit." Shiva las sich den Vertrag gründlich durch und meinte dann: „Hmm ich weiß nicht. Sie haben gerade versucht mich übers Ohr zu hauen. Herr Schneider, würden Sie wohl bitte einmal ein Auge darauf werfen!?" Lukas kam herüber und meinte: „Sicher doch Frau Hansen." Lukas zwinkerte ihr zu und las es sich auch durch, doch es hatte jetzt alles seine Richtigkeit. „Ist richtig Frau Hansen. Ach Herr Tenker... Sie haben gerade noch einmal Glück gehabt, Sie sollten langsam Ihre Arbeitsweise überprüfen und auch Ihre Angestellten. Wir haben Sie im Auge." Tenker nickte schnell und hielt förmlich die Luft an. Shiva legte 15.000 Euro auf den Tisch und Tenker zählte im Schnelldurchlauf die Summe und sie stimmte. Erst als sie das Gebäude verlassen hatten, war Herr Tenker erleichtert.

Shiva war völlig überwältigt von ihrem Erfolg. Lukas und auch Tony konnten es nachvollziehen und nun fragte Lukas: „Was ist es genau?" Shiva sah ihn an und schüttelte den Kopf. „Nun sag schon wir möchten dir helfen und vor allem sind wir neugierig." Sagte Tony. Shiva musste kurz überlegen und entschloss sich es ihnen zu sagen.

„Ich will ein BDSM und Spanking Domizil/ Klub aufmachen. Weil es hier ja nichts gibt außer ab Hamburg."

„Aber glaubst du das es so gut ankommen wird?", fragte Tony skeptisch und Shiva sah ihn an wie ein geprügelter Hund. „Wisst ihr was? Ich hätte es euch nicht sagen sollen. Ich bin halt dumm!" fauchte Shiva beide an, obwohl es Tony galt. „Ach was Kleines. Ich liebe dich und ich werde dir helfen." Sagte Lukas entschlossen und nun funkelte er seinen besten Freund und Chef an. Nach einigem überlegen gab dann Tony klein bei. „Shiva du bist nicht dumm. Ich werde dir auch helfen und außerdem wäre es glaube ich, eine gute Idee auch hier im Norden so etwas zu machen, für diejenigen die nicht die Zeit haben weit zu fahren." Shiva wollte kaum ihren Ohren trauen, aber Tony meinte: „Und ich denke Julia ist mit dabei. Darauf verwette ich meinen Arsch." Shiva grinste und Lukas musste ebenfalls grinsen. „Ach du Scheiße!", kam es nur von Tony und Shiva sagte grinsend: „Ich habe viel vor mit deinem Arsch Tony."

„Sag mal woher hast du eigentlich so viel Geld?", wollte Lukas neugierig wissen und Shiva grinste breit. „Meine Oma ist vor zwei Jahren verstorben und hat mir eine nette Summe vermacht. In ihrem Testament schrieb sie ich solle mir meine Wünsche erfüllen." Lukas und auch Tony sahen sie erstaunt an. „Und da sagst du mir, du kannst es dir nicht leisten krank zu sein? Ich glaube es ja nicht." Meinte Lukas und Tony grinste: „Sitzt auf Geld und kann sich nichts leisten." Shiva rollte mit den Augen und sagte beleidigt: „Ich bin halt nicht der Typ der gleich mit Geld alles kauft was man will und außerdem habe ich jetzt etwas vor mit euren Ärschen." Lukas und Tony sahen Shiva hinterher, als sie zu ihrem Skoda tippelte und wackelte dabei frech mit ihrem Po. Tony und Lukas seufzten und fuhren hinter ihr her zum Wiesharder Markt im Zentrum von dem Dorf Handewitt. Sie besorgte schnell bei EDEKA eine Kiste Bier, eine Kiste Wasser und Chips. Als sie aus dem Laden kam halfen Tony und Lukas ihr die Kisten ins Auto zu stellen. „Danke. Ihr könnt jetzt wieder arbeiten fahren. Bis heute Abend." Sagte Shiva und Tony drückte sie kurz an sich und Lukas wartete bis Tony verschwunden war und gab Shiva einen liebevollen Kuss. Es sah zum Schießen aus. Lukas in Polizeiuniform stieg, nachdem er sich bei Shiva erneut entschuldigt hatte, in den kleinen Smart. Das er überhaupt Platz darin fand war Shiva ein Rätsel, denn Lukas war ungefähr 190 cm groß. Shiva sah ihm nach und begab sich nach Hause um auch noch einen schönen Auflauf zu machen. Julia kam auch noch rüber, half ihr und freute sich über den Kauf.

Kapitel 8

Es war soweit. Shiva und Julia standen jeweils vor ihrem Kleiderschrank und wussten nicht was sie anziehen sollten. Lukas, der bei Shiva übernachtet hatte, schaute grinsend auf ihre leicht rote Kehrseite. „Könntest du wohl bitte aufhören mich an zu starren?!", knurrte Shiva, die mit dem Kopf im Kleiderschrank steckte, um ihre Sachen durch zu wühlen. „Ich starre dich nicht an Kleines." Grinste Lukas und Shiva funkelte ihn kurz an. „Und glaub mir Honey deinem Hintern wird es heute nicht an Zuwendung mangeln." Shiva wurde rot und versteckte sich wieder im Schrank. Lukas hingegen hatte nicht das Problem. Er sah in allem gut aus und Shiva wäre am liebsten gleich über ihn her gefallen. Mit einem Seufzen, ließ sie sich vor den Schrank sinken. Lukas stand vom Bett auf, hockte sich hinter sie und umfasste ihre noch nackten Brüste. „Hey lass das. Ich habe nichts zum anziehen. Ohhhhh!" Sagte Shiva und keuchte auf, weil Lukas ihre Brustwarzen zwirbelte. „Hmmm ich würde sie gerne Schmücken!", murmelte Lukas und küsste Shiva den Nacken. Verdammt! Shiva war verloren. Was meinte er nun damit? Sie wusste es nicht und es schien als würde sich ihr Verstand aus den Staub machen.

„Bitte.....Lukas......ahhhhh!", stöhnte Shiva und Lukas war zwischen ihre Schenkel mit einer Hand gewandert. „Du bist nass Kleines. Ich liebe das." Murmelte er und schob einen Finger in ihr Geschlecht. Mit der anderen Hand, zupfte er unerbittlich die Brustwarzen abwechselnd und sagte dann leise: „Du ziehst das Kleid da an, diesen String und das Bordeaux Top." Shiva sah nur verschwommen die Sachen. Er entzog ihr seinen Finger, hörte auf mit der süßen Folter der Brustwarzen, stand auf und reichte ihr die Sachen. Shiva war frustriert. „Funkle mich ruhig an Kleines. Es wird dir nicht so gut bekommen." Dann klingelte es an der Tür. „Zieh dich in Ruhe an. Ich mache auf." Murmelte Lukas und küsste Shiva auf die Stirn. Als Lukas weg war schnaufte Shiva auf und sie hörte Lukas sagen: „Shiva ist gleich soweit." Shiva schlüpfte in die Sachen und musste feststellen, dass sie gut aussah. „Du siehst gut aus Shiva." Julia war ins Schlafzimmer geplatzt und Shiva fuhr erschrocken herum. „Oh Sorry ich wollte dich nicht erschrecken." Sagte sie verlegen und Shiva meinte belustigt: „Anklopfen wäre besser gewesen." Julia nickte und dann hackte sie sich bei Shiva ein. „Fertig Ladys?", fragte Lukas und Tony wandte sich um. „Shiva du siehst gut aus." Sagte Tony lächelnd, nahm sie in den Arm zur Begrüßung und schlang dann seinen Arm um Julia, die zu kichern anfing. Lukas küsste Shiva und meinte: „Ja du siehst heiß aus Kleines." Tony hielt die Haustür auf und sie begaben sich in das Treppenhaus. Lukas verschloss Shiva´s Haustür und dann saßen sie kurz darauf in dem VOLVO V60 Geländewagen von Tony. Julia und Shiva saßen hinten und sabbelten wie die Wasserfälle, aber auch Lukas und Tony waren nicht schlecht was das Sabbeln anging. Es war 19.30 als sie am Sadomasuim ankamen und erstaunt stellten die Frauen fest das da schon ein kleine Schlange war. Fasziniert von den Outfits die die Leute trugen, waren Shiva und Julia etwas eingeschüchtert. Sie sahen sogar Frauen die nackt waren oder in durchsichtiges Material gehüllt. „Geht´s euch gut? Ihr seit so still!", bemerkte Tony grinsend und Shiva antwortete verlegen: „Ja uns geht's gut, nur haben wir nicht mit so viel Freizügigkeit gerechnet." Lukas lächelte die Mädels warm an. „Das ist normal bei solchen Treffen. Man kann mal sein wie man will ohne die Öffentlichkeit damit zu beunruhigen." Shiva sah ihn an und überlegte kurz bevor sie antwortete: „Ich glaube da hast du recht Schatz. Ich muss mich noch ein bisschen mehr mit dem Thema aus einander setzen, wenn ich mein Traum durchziehen will."

„Ja das solltest du, aber denke daran das du Freunde hast die dir gerne helfen werden, auch mit heißem Hintern deinerseits." Tony grinste breit und Shiva meinte frech: „Haha sehr witzig Spinatkopf." Lukas prustete los, Julia grunzte auf einmal und Tony schnippte Shiva an die Nase. „Frechdachs. Das gibt noch was auf deinen knackigen Arsch." Meinte Tony und dann stiegen sie aus. Langsam gesellten sie sich zu der Schlange und die meisten kannten Tony und Lukas. Irgendwann sprach eine fast nackte Frau Shiva und Julia zur Begrüßung an der Tür an. „Hallo kommt doch näher. Wir beißen nicht und seit herzlich willkommen. Ich bin Sub Klara." Beide waren verlegen. „Hallo Klara. Ich bin Shiva und das ist Julia. Wir sind noch ganz neu und das ist unser erster Besuch in so einer Location." Erklärte Shiva und Klara lächelte sie an. „Keine Sorge. Euch passiert nichts was ihr nicht wollt und außerdem sind eure Herren dabei und passen auf." Shiva und Julia sahen Klara verwirrt an. „Herren?", fragte Julia und Tony sagte: „Sub Klara schön dich zu sehen. Aber wir sind doch nicht die Herren sondern die Master."

„Oh ja natürlich Master TK. Entschuldigung." Klara hatte sich auf den Boden gekniet, was Shiva und auch Julia etwas verstörend fanden. „Steh bitte auf Sub Klara." Tony reichte ihr die Hand und half ihr hoch. Der Herr von Sub Klara hatte alles interessiert und belustigt vom Jackentresen aus verfolgt. „Tigerman deine Erziehung ist Sub Klara sehr gut bekommen." Lobten Lukas und Tony gleichzeitig und der kräftige Mann antwortete freundlich lächelnd: „Ich danke euch Master TK und Master Luke. Eure Tipps waren auch Gold Wert." Shiva und Julia verstanden gar nichts mehr und hielten sich erst mal eingeschüchtert zurück. Als sie dann endlich das Sadomasium betreten konnten, staunten die beiden Frauen nicht schlecht. Shiva bekam leuchtende Augen und murmelte: „Wahnsinn. So habe ich mir das vorgestellt und ich habe auch gerade ein paar Ideen." Lukas umfasste die Brüste von Shiva und sie war so schockiert, dass sie sich wehren wollte, doch Lukas flüsterte: „Nicht, lass es zu es ist hier normal." Shiva atmete schnell, musste sich beruhigen und versuchte sich zu entspannen. „Sehr gut Kleines. Ich bin stolz auf dich." Er merkte wie Shiva zitterte und auch den Zwiespalt, der ihr inneres durcheinander brachte. Als sich Shiva soweit beruhigt hatte, stellte sie fest das Julia und Tony nicht mehr dabei waren. „Wo ist Julia?", fragte Shiva entsetzt und Lukas beruhigte sie indem er sie fest in den Arm nahm. „Ruhig Kleines. Sie sehen sich um. Dir passiert nichts. Es wird dich niemand anfassen außer mir oder Tony dem ich es erlaube. Vertraust du mir Honey?" Lukas sah Shiva so liebevoll an und hielt sie einfach nur schützend fest. „Ich... vertraue dir.....aber es macht mir etwas Angst." Stammelte sie und Lukas küsste sie auf die Stirn. „Ich weiß, aber dir wird nichts passieren. Ich verspreche es dir." Dann küsste Lukas sie liebevoll und streichelte ihren Rücken. Shiva klammerte sich förmlich an ihn fest und sagte dann: „Okay Lukas."

„Gut Kleines. Komm wir sehen uns um." Shiva war sehr dankbar darüber und beruhigte sich immer mehr und so langsam fühlte sie sich auch wohler im Sadomasium.

Inzwischen hatten sich Julia und Shiva soweit beruhigt und fanden sich besser zurecht. Sie unterhielten sich mit anderen Damen oder Subs wie sie sich nannten und dann wurde Shiva von einer Frau angesprochen. Lukas stand in der Nähe und unterhielt sich mit Tigerman dem Besitzer vom Sadomasium und Herr von Sub Klara. „Na, du bist aber ein hübsches Ding. Dich würde ich gerne mal weich klopfen. Sollen wir spielen?" Die Frau grinste sie an und Shiva war es unangenehm. „Vielen Dank aber ich möchte nicht." Antwortete Shiva aufgeregt und die Frau sagte erzürnt: „Wenn du mit mir redest hast du dich hin zu knien. Los runter mit dir!" Sie griff Shiva in den Nacken wollte sie nach unten drücken, doch Lukas kam herbei geeilt. „Was ist hier los Lady Mania?" Noch bevor Lady Mania antworten konnte sagte Julia: „Shiva hat freundlich abgelehnt mit der Frau zu spielen und sie wurde ungehalten."

„Stimmt das?", knurrte Lukas und Lady Mania meinte böse: „So ist es nicht gewesen. Sie war respektlos."

„Lady Mania. Sie sind neu hier und es ist ihr erste Besuch im Sadomasium oder wollen Sie jetzt sagen, dass Sie die beiden bereits kennen?" Sub Klara hatte sich eingemischt und nun kam auch noch ihr Herr dazu. „Was fällt dir eigentlich ein? Auf die Knie Sub. Zumindest von dir habe ich Respekt erwartet." Fauchte sie Klara an und Tigerman knurrte: „Nein das hier hat nichts mehr der Szene zu tun Mania. Du bist auf jeder Sadomasium Party die statt findet und die beiden Frauen sind heute das erste mal hier, also hättest du wissen müssen das sie von unseren Leidenschaften und Gepflogenheiten noch nicht viel wissen. Entschuldige dich oder ich verweise dich von dieser und den drei darauf folgenden Partys." Tony, Lukas und auch die Frauen sahen sie erwartungsvoll an. Shiva schlug das Herz bis zum Hals. „Es tut mir Leid. Es war dumm von mir. Ich habe dich mit jemanden verwechselt die dir ähnlich sah." Sie streckte die Hand zu Shiva aus und Shiva meinte leise: „Okay danke." Lady Mania sah sie zum Teil böse an, aber sagte: „Ich gebe einen aus für alle als Wiedergutmachung." Tigerman nickte ihr höflich zu und begab sich wieder an den Tresen. „Ist alles okay Kleines?", fragte Lukas leise und Shiva versteckte ihr zitternde Hand. „Ja alles okay." Lukas nickte Tony zu. „Komm mal kurz mit Shiva. Ich möchte dir etwas erzählen." Sagte Tony und Shiva sah Lukas kurz an. „Geh mit. Er beißt nicht wie du weißt." Shiva grinste und Julia leistete dann Lukas Gesellschaft, während sie mit Tony verschwand. Tony führte sie in den Raum, wo ein Andreaskreuz an der Wand stand und ein riesiges Bett, dass mindestens für sechs Personen reichte. Shiva wurde etwas mulmig, doch sie folgte ihm in den Raum. „Keine Angst. Komm her Kleine." Tony lächelte warm und deutete an das Andreaskreuz. Shiva trat vorsichtig näher heran. „Lege mal deine Hände da hinein. Und stelle deine Füße dort hin wo die Ösen im Boden sind. Shiva kam nur zögerlich der Anweisung nach, doch sie gehorchte. Als er die Verschlüsse an den Handgelenken schloss, rutschte sie grinsend heraus. „Habe ich mir doch gedacht." Tony lachte und Shiva sah ihn fragend an. „Wenn du auch so eines haben möchtest für dein Klub Domizil, dann müssen wir verstellbare Verschlüsse haben. Am besten Leder Manschetten mit Polsterungen. Sie tun nicht weh und keine Sub wird verletzt." Erklärte Tony und Shiva sagte nachdenklich: „Okay.... das hätte ich jetzt nicht gewusst."

„Das ist auch nicht schlimm Kleine. Wir haben gesagt wir helfen dir. Und nun etwas anderes. Lady Mania ist mit Vorsicht zu genießen. Sie ist zwar arrogant, aber eigentlich fair im Umgang mit Subs. Allerdings wenn sie dich das nächste Mal ansprechen sollte und du ihr antwortest, knie dich bitte hin und sie akzeptiert deinen Wunsch." Shiva sah ihn entsetzt an. „Sie kann mich nicht zu etwas zwingen, was ich nicht will und ihr auch nicht." Am liebsten wäre Shiva wütend aus dem Raum geflüchtet, aber sie riss sich zusammen. „Shiva es ist nur zu deinem Besten. Die Letzte die das nicht gemacht hat, lag danach eine Woche im Krankenhaus. Versteh doch bitte, sie ist durch und durch eine Domina." Shiva entglitten die Gesichtszüge und meinte schockiert: „Wenn diese Frau so krass drauf ist, warum wird sie dann nicht aus dem Verkehr gezogen? Das verstehe ich nicht. Ich will nicht hier sein wenn ich die ganze Zeit Angst haben muss." Tony konnte sie verstehen und meinte dann: „Sie hat zu gute Anwälte die die Opfer immer als

Krank darstellen. Bitte wir können nicht immer helfen. Wir unterhalten uns ja auch mit anderen Mastern und tauschen uns aus. Ich sage es dir, weil ich das letzte Mal dabei war, wie sie Susanne zusammen geschlagen hat. Bitte vertraue mir. Sie wird dich nicht anfassen wenn du sie auf knien ablehnst. Und eines kann ich dir sagen, die Hamburger Kollegen versuchen ihr eine Falle zu stellen damit diese Frau aus dem Verkehr gezogen wird. Julia weiß auch schon Bescheid."

„Aber warum sagt …..wie hieß er noch?...Tigerman nichts oder schmeißt sie raus wegen dem letzten Mal?" Shiva drehte sich der Kopf und Tony antwortete: „Er war leider die letzten beiden Male gesundheitlich eingeschränkt gewesen und hat es nicht mit bekommen." Erklärte Tony und Shiva nickte nach einigem Überlegen. „Okay Tony, aber ich lasse mich nicht zu irgendetwas anderes zwingen, was ich nicht will." Tony nahm Shiva in den Arm und sagte: „Das ist okay Kleine, aber bitte mache es das nächste Mal. Ich hoffe natürlich das sie bis dahin endlich aus dem Verkehr ist." Shiva drückte sich unbewusst an Tony weil sie ihn jetzt gerade brauchte um die Informationen zu verarbeiten. Tony hielt sie und sie standen einige Minuten so da, bis es klopfte. „Wer ist da?", fragte Tony und bekam zur Antwort: „Julia und Lukas."

„Kommt herein." Kurz darauf standen sie im Raum und Julia eilte zu Shiva. „Ist alles gut?", fragte sie besorgt und Tony unterhielt sich leise mit Lukas. „Ja mir geht's gut. Es sind nur so viele Informationen über eine einzige Person und das macht mir gerade etwas zu schaffen." Erklärte Shiva und Julia konnte sie verstehen. „Ich lasse dich nicht alleine. Ich hoffe sie schaffen es bald." Shiva nickte und dann meinte sie leise: „Las uns spielen." Julia grinste und stürzte sich auf Tony. Völlig überrumpelt, taumelte Tony gegen Lukas und fiel mit ihm zusammen auf den Boden. Shiva lachte, Julia rappelte sich auf und Tony stand blitzschnell, von dem nun fast Platten Lukas auf. Julia quietschte, da Tony sie packte und kurzerhand über´s Knie legte. Ihr runder Po zeichnete sich sehr schön durch die hautenge Jeans ab. Tony's Hand klatschte auf die stramme Kehrseite und Julia schrie gequält, aber lustvoll auf. „Das meine Liebe ist noch gar nichts. Ich werde dir einheizen." Sagte Tony mit lustvoll belegter Stimme und Julia flehte förmlich: „Nun mach doch endlich." Das ließ sich Tony nicht zwei mal sagen und begann im Beisein von Lukas und Shiva seiner geliebten Julia den Hintern zu versohlen. Shiva war fasziniert und es machte sie an. Lukas bemerkte es ebenfalls und umfasste ihre Brüste. Shiva erschrak und wehrte sich, doch Lukas beugte vor und fesselte ihre Handgelenke hinter ihrem Rücken mit gepolsterten Handschellen. Ja ja ganz der Polizist der er war. „Das... ist....gemein!", keuchte Shiva und Lukas zog langsam das trägerlose Kleid und Bordeaux Top herunter, um an ihre Brustwarzen zu kommen. Unerbittlich zwirbelte er sie. Shiva schrie gequält und lustvoll, während Julia angefangen hatte zu weinen. „Was für schöne Nippel sie hat." Bemerkte Tony grinsend und Lukas meinte lächelnd: „Die von Julia auch. Sie zeichnen sich sehr schön durch das weiße Top ab." Julia gab ein merkwürdiges Geräusch von sich was keiner zuordnen konnte.

Lukas schob Shiva zu dem Bett, welches mitten im Raum stand und mindestens Platz bot für sechs Personen. Shiva hatte sich soweit fallen gelassen, dass sie fast nichts mehr um sich herum wahr nahm außer Lukas, Tony und Julia, die inzwischen genau so nass war zwischen ihren Beinen wie Shiva selbst. Sie konnte nicht sagen wie es dazu kam, aber es war einfach aufregend mit der inzwischen besten Freundin sich auf ein Spiel der Sinnlichkeit und des Schmerzes einzulassen. Es schien als wären sie komplett alleine, doch dem war nicht so. Lukas bemerkte, wie sich die Tür öffnete und flüsterte zu Shiva, die ihre Augen vor Lust fast geschlossen hatte: „Ich bin gleich zurück Kleines. Und wage es nicht zu kommen."

„Nein..... Master Lukas." Lukas freute sich innerlich das Shiva es das erste mal gesagt hatte an diesem Abend und stand nun auf. Shiva war so erregt, dass sie sich nicht wehrte, als Tony sich ihre rechte Brust nahm, sanft massierte und ihren Nippel zwirbelte.

„Verschwinde von hier!", knurrte Lukas leise durch die Tür und der Typ sagte unverfroren: „Ist doch nicht schlimm. Zeig doch mal."

„Ich sagte verschwinde. Die Tür war geschlossen, also nicht für Zuschauer!", knurrte Lukas leise und dann tauchte Lady Mania auf. „Sei doch nicht so spießig Master Luke. Deine Kleine ist niedlich. Ich will sie mal richtig versohlen." Sagte die Frau und Lukas war nun richtig sauer. „Nein. Und das sollt ihr akzeptieren. Steht überall geschrieben. Nein heißt nein."

Was sie alle nicht wussten war, obwohl vor der Tür eine Information angebracht war, dass Tigerman nachdem die Handgreiflichkeit das letzte Mal und er informiert worden war von einem Angestellten, Kameras angebracht hatte und alles richterlich und auch polizeilich genehmigt war. Es wurde alles aufgezeichnet, auch in den Räumen, aber da sorgte er gleich dafür das es niemand zu sehen bekam, außer wenn es lebensgefährlich wurde.

Tigerman beobachtete alles und rief die Polizei. Diese kam auch, allerdings dauerte es einige Minuten, weil der Anwalt von Lady Mania ebenfalls informiert werden sollte. Tony kam zu Lukas und versperrte dem Typen und Mania den Weg. „Hab ihr etwas an den Ohren?! Geschlossene Tür heißt geschlossene Tür." Sagte Tony und baute sich direkt neben Lukas auf. „Master TK. Bitte dieses junge Ding ist doch frech bis in die Fußsohle und ihr wollt doch auch das sie zurechtgewiesen wird." Meinte Mania und lächelte sie zuckersüß an. „Darum werden wir uns selber kümmern und Shiva hatte bereits freundlich abgelehnt." Bemerkte Tony und jetzt wurde der Typ handgreiflich. Er packte Tony am Kragen und knurrte: „Geh zur Seite Alter." Tony verengte die Augen zu Schlitzen und Lukas meinte: „Mania, nimm diesen Mann mit und verschwinde." Noch immer lächelte sie ihn zuckersüß an und antwortete: „Warum sollte ich? Ich bekomme immer was ich will und glaub mir die Kleine werde ich heute noch bekommen. Und wenn ich mich mit euch prügeln muss."

„Das denke ich nicht Frau Wasabi. Endlich habe ich mit eigenen Augen gesehen wie Sie wirklich sind und es auch mit meinen Ohren gehört und das Sie vor nichts zurückschrecken und andere Leute mit hinein ziehen." Ein Mann, der mit der Polizei und Tigerman heran trat, hatte Mania angesprochen. Ihr entglitten die Gesichtszüge und stotterte: „Was machen Sie den hier Herr Markobi?"

„Die Polizei wurde verständigt, auf Grund einer bevorstehenden Schlägerei und hat mich gebeten, da Ihr Name fiel Frau Wasabi, dass ich doch bitte mitkommen sollte. Und was soll ich sagen? Ich bin froh das ich dabei bin." Der Mann und auch Mania Wasabi wurden in Handschellen abgeführt und Tigerman sprach noch mit den Beamten, während Tony und Lukas sich um Shiva und Julia kümmerten. Sie hatten zum Glück nichts mitbekommen, da sie so erregt waren und endlich kommen wollten.

Kapitel 9

Lukas und Tony sahen sich grinsend an. Die Mädels lagen nun inzwischen nackt auf dem Bett und Shiva, die noch immer die Hände auf dem Rücken hatte durch die gepolsterten Handschellen konnte es nicht mehr aushalten. „Bitte....nun macht.....doch endlich!", flehte sie und auch Julia bettelte: „Wir möchten kommen."

„Was meinst du sollen wir sie erlösen?", fragte Tony und Lukas meinte grinsend: „Sie können doch noch etwas warten."

„Ihr faulen Bananen!", fauchte Julia und Shiva knurrte: „Ihr seit so gemein. Ihr Breitarschantilopen." Beide Männer lachten amüsiert auf und wiederholten das was die Mädels gesagt hatten. „Faule Bananen?! Breitarschantilopen?! Ihr seit wirklich kreativ." Meinten sie und Tony sagte dann: „Dafür gibt es noch einmal einen schönen heißen Arsch für euch." Lukas grinste und hatte Shiva schon über seinen Schoß gelegt und versohlte ihr den Hintern. Julia erging es nicht besser und sie bereuten es zum Teil. Die

beiden Männer liebten es, wenn sich ihre Partnerinnen ihnen aus-
lieferten und sie sollten nun auch belohnt werden für ihre Tränen
und roten Kehrseiten. Lukas stimulierte Shiva noch über seinem
Schoß, indem er ihr einen Finger in ihr Geschlecht schob und ihre
Liebesperle sanft massierte mit dem Daumen. Tony hatte sich hingegen Julia einfach genommen und sie schrie ihre Lust in den
Raum. Lukas hielt Shiva konstant. „Master bitte... ich möchte
kommen!", bettelte Shiva und Lukas flüsterte grinsend: „Scht
gleich Kleines." Tony nickte Lukas zu und trug Julia aus dem
Raum, die glücklich und erschöpft war. Nun waren sie alleine.
Lukas hob Shiva einfach hoch und sie wollte erst protestieren,
aber ließ es sofort sein als er sie auf den Rücken drehte, vorher die
Handschellen löste und leidenschaftlich zu küssen begann. Shiva
stöhnte und keuchte, während er sie stimulierte und den Finger
in sie schob. „Ahhhh! Master!", rief sie und den Raum und Lukas
sah sie liebevoll an. „Ich will dich jetzt und du schenkst mir noch
einen Orgasmus." Raunte er ihr zu und sie nickte. Geschickt stimulierte er sie erneut und Shiva öffnete sich ihm so weit wie es
ihr möglich war. Langsam und behutsam drang Lukas in Shiva
ein und wurde mit seiner Stimulation und auch dem Rhythmus
schneller, sodass sich Shiva noch einmal so Hoch schaukelte, dass
der Orgasmus sie zusammen mit Lukas fortriss. Lukas sackte auf
Shiva zusammen und Shiva sah ihn durch verschwommenen Augen an. Ihr liefen die Tränen und kuschelte sich an ihn. „Danke.
Es war unglaublich." Flüsterte Shiva und Lukas rollte sich neben
sie und nahm sie in den Arm. „Ich liebe dich Honey und es war
nicht nur unglaublich, sondern du bist unglaublich." Lukas lächelte sie an und küsste sie, bevor er ihr die Sachen reichte und
sie sich halb sitzend anzog. Ihr Po puckerte und sie verzog das
Gesicht. Schnell war Lukas in seine Sachen geschlüpft. Shiva war
überglücklich und Lukas ebenfalls. Als Shiva jedoch aufstehen
wollte, versagten von der Anstrengung ihre Beine. „Langsam
Kleines." Lukas fasste ihr um die Hüfte, um sie vor dem Fall zu
bewahren. „Du wirst gleich wieder laufen können." Sagte Lukas

liebevoll, hob sie hoch und trug aus dem Raum, in die große Halle. Eigentlich war es ein Saal, wurde aber große Halle genannt. Julia saß an einem Tisch und vor ihr stand ein großer Teller mit Leckereien, wie Melone, Apfel, Ananas, Bananen und vielen Weintrauben. Daneben auf der anderen Seite des Tellers lagen Tomaten, Gurke, Paprika, kleines Brot und auch etwas Wurst. „Shiva! Das musst du essen! Es schmeckt einfach toll!" Julia war begeistert und umarmte Shiva, nachdem Lukas sie neben Julia auf die Bank gesetzt hatte. Ein grinsen konnten sich die beiden Männer nicht verkneifen, denn auch Shiva gab ein gequältes Geräusch von sich, als ihr Po die Sitzfläche berührte. „Ihr Sadisten!" Sagten die Frauen gleichzeitig und alle lachten herzhaft und hatten noch an dem Abend sehr viel Spaß und eine Menge Sitzprobleme.

Der nächste Tag begann für Shiva mit einem klingelnden Handy um 10 Uhr. „Shiva Hansen." Knurrte sie und wartete. Shiva rieb sich die Stirn und setzte sich auf, was sie aber gleich bereute, weil ihr Arsch ziemlich in Mitleidenschaft gezogen worden war vom Vorabend. „Und welche Stellen?", fragte Shiva auf dänisch und Lukas sah sie verschlafen an. „Ja mache ich und wie lange?" Shiva wartete wieder und sagte dann: „Okay ich hole nachher die Schlüssel. Bin gegen ein Uhr bei euch." Damit legte sie auf und Lukas bedeckte sie sogleich mit küssen und fragen. „Dein Chef?" Shiva nickte nur und er fragte: „Vertretung für kranke Kollegin?" Wieder nickte sie nur, da er sie am sprechen hinderte mit seinen Küssen. „Und wie lange?", fragte er und wartete bis Shiva geantwortet hatte. „Eine Woche. Angeblich Handgelenk verstaucht." Lukas legte die Stirn in Falten. „Aber du glaubst es nicht."

„Richtig. Diese Kollegin rennt sogar zum Arzt wenn ein Furz quer sitzt." Lukas fing laut an zu lachen und fiel über Shiva her. „Hey! Nicht!", lachte sie und versuchte sich vergeblich zu befreien. „Oh nein Kleines. Du bist fällig." Grinste er und kitzelte sie weiter durch, bis sie japsend um Gnade flehte. Dann wurde erst mal gefrühstückt und Shiva schrieb eine Liste mit den Aufgaben, die sie noch regeln musste, was den Hof anbelangte. Lukas schielte auf das Stück Papier. „Eine To Do Liste?", fragte er schmunzelnd und Shiva meinte völlig konzentriert: „Ja wenn ich es wirklich durch ziehen will, muss alles stimmen und organisiert sein." Dass stimmte natürlich und das sah auch Lukas ein und lies sie weiter schreiben.

„Darf ich mal sehen?", fragte Lukas und Shiva reichte ihm das Stück Papier. Er las es sich durch und nickte dann. Es stand alles drauf von Sanitär bis hin zu dem Elektromeister. „So ich muss los." Sagte Shiva, zog sich ihre Fleecejacke über und Lukas tat es ihr gleich. Er begleitete sie noch zu ihrem kleinen Skoda und verabschiedete sich mit einem Kuss. „Bis heute Abend Honey."

„Bis heute Abend Schatz." Damit fuhr sie dann los, um die Schlüssel zu holen und alle Stellen sauber zu machen. Es nervte sie zwar, aber Geld stinkt nicht und wenn die Kollegin kein Bock hatte zu arbeiten um so besser für Shiva.

Fröhlich vor sich hin singend, arbeitete Shiva nun bei ihrer letzten Stelle, die Sozialstation. Als Shiva endlich fertig war, sah sie auf die Uhr. Sie hatte geschlagene sechs Stunden gearbeitet und fühlte sich ermattet. Umso mehr freute sich Lukas hinzu geben.

Shiva war gerade aus ihrem Auto gestiegen und wurde sogleich von Julia fröhlich angesprochen: „Ich habe mal geschaut und eine Seite gefunden die qualitative SM Möbel herstellt und auch liefert. Allerdings recht teuer."

„Das so etwas nicht billig ist, ist mir schon klar. Zeige sie mir doch einmal und dann schauen wir zusammen." Antwortete Shiva und Julia strahlte über das ganze Gesicht. Zusammen begaben sie sich in Shiva´s Wohnung. Die Männer waren arbeiten. „Hehehe. Nicht nur ich muss am Wochenende raus." Julia grinste ebenfalls und meinte: „Tja und ich auch ab morgen." Julia fing ja am nächsten

Tag in Dänemark an als Verkäuferin zu arbeiten und da musste sie auch mal am Wochenende rann. Es war neun Uhr und Shiva bekam von Lukas eine SMS, dass er nicht mehr vorbei kommen würde, weil es viel zu spät wäre. Shiva war natürlich etwas enttäuscht, aber da Julia auch eine SMS mit der ähnlichen Aussage bekommen hatte, war es dann doch nicht so schlimm.

„Hier schau mal, sie haben Andreaskreuze in verschiedenen Größen und Farben." Grinste Julia und Shiva klickte sich durch die Farben. „Ich glaub es ja nicht! Sogar in Pink." Lachte Shiva und Julia meinte: „Den will ich haben." Shiva sah sie skeptisch an. „Pink? Bist du wahnsinnig?"

„Das ist meine Lieblingsfarbe." Kommentierte Julia beleidigt und Shiva grinste: „Ich glaube da hat Tony etwas dagegen." Julia zog einen Flunsch und meinte: „Da hast du wahrscheinlich Recht. Dann würde ich halt den gelblichen nehmen." Shiva grinste und hatte vor Julia eine Freude zu machen, aber das würde Julia erst in der Wohnung in Wanderup sehen. „Okay habe es auf die Merkliste gesetzt. Weiter geht's mit der Suche." Beide stöberten, schauten sich Strafböcke und auch das Zubehör an. „Was ist denn das?", fragte Julia die einen Kasten entdeckt hatte und Shiva klickte auf das Bild. „Oh...... das ist eine......nun ja Fick Maschine." Shiva wurde rot. Ihr war das gerade peinlich. Julia hingegen schien fasziniert zu sein. Dieses Gerät sah aus wie ein stinknormaler Metallkasten. Der Unterschied dazu war, dass dieser Kasten auf eine breiten Stange montiert war und aus dem Kasten selber zwei Stangen heraus ragten, die man in der Länge verstellen konnte. Auf jeder Stange war ein Vibrationsdildo angebracht.

„Um ihrer Partnerin das größte Glücksgefühl zu bereiten. Sie wird schreien vor Lust." Las Julia vor und Shiva meinte vorsichtig: „Na ja ich weiß nicht so recht. Ich glaube nicht das ich jemanden an meinen Arsch lasse. Auch keine Maschine." Julia sah Shiva verlegen an und fragte: „Bist du denn gar nicht neugierig? Ich meine.....nun ja.....es ist aufregend." Shiva klappte die Kinnlade herunter. „Du hast es ausprobiert? Ich meine Anal?" Julia nickte und erzählte ihr davon wie Tony sie ganz vorsichtig Anal entjungfert hatte. Shiva brummte der Kopf. Sie stellte es sich gerade vor und musste sich doch eingestehen, dass es sie vielleicht reizen würde, doch sie glaubte nicht, dass sie sich dazu durchringen könnte. Sie setzte die Maschine auf die Merkliste und sie setzten ihre Suche weiter fort. Am Ende war die Merkliste mit acht Strafböcken, sieben Andreaskreuzen, drei Fick Maschinen, wozu Julia sie überredet hatte, einem gynäkologischen Stuhl und einiges an Spielzeug wie Dildos, Vibratoren, Nippelklemmen, Analplugs in verschiedenen Größen vollgestopft. „So ich sollte mich langsam nach drüben begeben. Ist schon elf und soll doch morgen das erste mal arbeiten in Dänemark." Meinte Julia und gähnte herzhaft. „Entschuldige bitte, daran habe ich gar nicht mehr gedacht, da ich ja abends arbeiten gehe. Schlaf gut Süße." Shiva umarmte Julia und dann war Shiva alleine. Sie grinste, denn sie musste nur noch eine Farbe vom Andreaskreuz ändern und das tat sie sogleich. Extra für Julia ein pinkes Andreaskreuz. Als sie auf kaufen klickte, kam die stolze Summe von fast 20.000 Euro zusammen. Das passte noch. Shiva stöberte noch nach Spielinstrumenten, wie Rohrstöcke, Flogger, Paddles, Klatschen in sämtlichen Ausführungen und Teppichklopfer auch in sämtlichen Größen. Das durfte natürlich nicht fehlen und Shiva gab alles in Auftrag.

Es war Montag. Julia fuhr zu ihrem neuen Arbeitsplatz und arbeitete, während Shiva den gesamten Vormittag am Handy verbrachte und auch auf dem Hof in Wanderup war. Die Handwerker sahen ihn sich an und jeder versprach ein schnelles Angebot zu machen, da Shiva gleich sagte, dass sie noch einige andere Leute auf der Hand hätte, die den Job haben wollten.

Und es klappte auch. Sie hatte noch an dem Tag Angebote von Elektrikern und auch Sanitätsvertreibern. Selbst der Innenarchitekt hatte ein Angebot abgegeben und die Firma die alles soweit renovieren wollten. Shiva war erstaunt und sagte den Leuten ab, die in ihren Augen viel zu teuer und unseriös waren. Lukas war sogar an den nächsten Tagen zwischendurch anwesend, um nach dem Rechten zu sehen, da Shiva ihm erzählt hatte, wer die Aufträge bekommen hatte. Zwei die mit auf dem Bau waren kannte er sogar von der Schulzeit und sie wagten es nicht Shiva über den Tisch zu ziehen. Ob das wohl an der Uniform lag? Shiva war jeden Tag auf dem Hof und begutachtete alles. Sie hatte auch klar gesagt das sie keine großen Pausen bezahlte, womit alle einverstanden waren, zwar widerwillig aber sie hatten zu gestimmt, denn niemand wollte den Auftrag verlieren. Es staubte ganz schön doch es nahm Gestalt an nach wochenlanger harter Arbeit. Der Stall war umgebaut und in sechs Räume geteilt worden mit jeweils einem Bad mit Dusch-Badewanne. Shiva war überglücklich. Endlich konnte ihr Traum wahr werden, doch würde es auch laufen? Das wusste sie nicht, aber sie hoffte es natürlich und sie arbeitete ja auch noch hart, um alles zu finanzieren, denn sie hatte vor mit Lukas, wenn er es wollte und auch Julia mit Tony auf dem Hof zu Wohnen. Das Haupthaus wurde auch renoviert und in Zwei Wohnungen aufgeteilt und Shiva war begeistert. Das Haupthaus und der Stall waren verbunden gewesen, wo nun eine Wand gezogen worden war. Der Stall war nun ein einzelnes Gebäude und Shiva hatte noch eine gewisse Vorstellung, denn schräg hinter dem Stall lag ein kleiner Stall und den wollte Shiva mit einer Küche und einem kleinen Saal ausstatten, so dass man dort frühstücken konnte. Um auch bei nassen Wetter dahin zu kommen wurde auch ein überdachter Gang gebaut, der von den Eingangstüren der Zimmer dahin führte. Shiva stand jeden Tag staunend über die Fortschritte davor und besorgte bei dem kleinen Einkaufsladen Frisch und Knackig belegte Brote und Brötchen. Shiva wartete bis Lukas, Tony und auch Julia, die frei hatte auf dem fast fertigen Hof angekommen waren.

„So ihr Lieben. Vielen Dank an alle fleißigen Arbeitern, die hier wirklich geschuftet und auch wirklich jeden Wunsch mit ein gebaut haben. Ich möchte meine Dankbarkeit damit ausdrücken....." Shiva zeigte auf einen großen Tisch mit den Leckereien und sagte weiter: „Greift zu und stärkt euch. Guten Appetit." Alle klatschten und Lukas nahm Shiva in den Arm. „Schöne Rede Kleines." sagte Lukas und Shiva meinte: „Ich war ganz schön aufgeregt."

„Shiva das war eine tolle kleine Rede." Julia fiel ihr um den Hals und auch Tony stimmte dem zu. Sie ließen es sich alle schmecken. Shiva sah auf die Uhr. „Wir sehen uns später. Ich muss los." Lukas nickte und gab ihr einen Kuss. Die Vertretung war zum Glück vorbei, aber sie hatte ja ihre Stellen. Shiva verschwand und nun grinsten sich Julia, Lukas und Tony an. Sie wollten Shiva überraschen, da sie wussten das mit der gesamten Renovierung und Umbau ihr Puffer aufgebraucht waren.

„Hey Manny! Komm mal kurz!", rief Lukas und ein bärtiger Mann Mitte vierzig kam herbei geschlendert. „Was gibt's mein Freund?", wollte er neugierig wissen und Julia antwortete: „Wir möchten das Grundstück noch eingezäunt haben." Verdutzt sah er die drei an. „Wir bezahlen den Aufbau Manny. Die Elemente sind bereits hier und es soll gerne bis morgen Abend geschafft sein." Fügte Tony hinzu. „Kein Problem. Das werden meine Männer und ich hinbekommen."

„Prima!", kam es von den Dreien und sie zeigten ihm wo der Zaun lang laufen sollte. Manny machte sich auch, nachdem die drei verschwunden waren, gleich an die Arbeit mit seinen Leuten und der Zaun stand am nächsten Abend. Lukas hatte es erfolgreich geschafft, Shiva von der Baustelle fern zu halten, worüber sie allerdings nicht begeistert gewesen war. Verständlich. Man muss ja alles im Blick haben.

„Ich werde jetzt rüber fahren. Basta!", knurrte Shiva Lukas an und bekam dafür einen saftigen Hieb auf ihren Po. „Wir fahren zusammen hin wenn ich es sage." Meinte er und versperrte ihr den

Weg nach draußen. „Du kannst mich mal du Holzkopf!", fauchte sie an und Lukas grinste. „Böser Fehler!", knurrte Lukas grinsend und packte Shiva, klemmte sie unter seinem Arm fest, so dass sie noch auf dem Boden stand, aber hatte dabei ihre Hände mit eingeklemmt hatte. Er strich unter ihren Rock und schlug ihn hoch. „Lass das sofort!", fuhr sie ihn an und doch wollte sie genau das was jetzt kommen würde. „Nein Kleines. Die Abreibung hast du dir verdient. Ich bin also ein Holzkopf." Sagte er grinsend und sein Ton war nun wieder weich. Warum hatte sie auch nur ein String Tanga an, der unter der Radlerhose lag? Lukas holte aus und dann klatschte seine Hand laut auf ihre Kehrseite. Shiva sog die Luft ein. „Hm ich finde, das war nichts." Sagte er und zog die Radlerhose herunter. Dort wo seine Hand getroffen hatte, zeichnete sich ein roter Fleck ab. Dann klatschte seine Hand erneut auf den Po. „Auuu!", rief Shiva aus und Lukas meinte: „Ja das ist schon viel besser." Er strich über die getroffene Stelle und sie zuckte. Perfekt! Wieder landete seine Hand klatschend auf ihrem Hintern und er verwandelte ihn in ein Feuermeer. „Bitte....!" Lukas wusste was Shiva herbei sehnte. „Später. Jetzt fahren wir zur Baustelle." Shiva war frustriert, aber stellte sich schon den tollen Sex vor. Sie liebte es sich Lukas zu unterwerfen und er liebte es, dass sie sich ihm anbot.

Vor der Tür warteten Julia und Tony. Julia grinste sie an und Tony kniff Shiva mit voller Absicht in den Po. „Au! DU Fiesling!", fauchte Shiva und Tony lachte: „Damit kann ich sehr gut leben Kleine. Komm wir wollen dir etwas zeigen." Lukas verband ihr die Augen und setzte sie auf die Rückbank von Tony´s VOLVO V60 Geländewagen. Shiva konnte es kaum erwarten. Was hatten sie wohl vor? Noch immer grübelnd, bemerkte Shiva nicht, dass sie bereits gehalten hatten. „Wir sind da." Vernahm sie Tonay´s Stimme und Julia meinte: „Das wird dir gefallen."

„Das werde ich ja hoffentlich gleich sehen. Es sei denn ich darf nicht gucken." Antwortete Shiva sarkastisch und sie lachten alle.

„Warte es ab. Du bist ganz schön neugierig." Sagte Lukas schmunzelnd und führte Shiva auf den Hof. Dann entnahm er ihr die Augenbinde. Shiva musste blinzeln, wegen der plötzlichen Helligkeit und dann blieb ihr der Mund offen stehen. „Was?......Oh mein Gott! Es ist eingezäunt!", freute sich Shiva und sah sich um. Tony und Lukas standen beim Auto und sahen zu, wie Shiva einmal am Zaun entlang lief. Julia begleitete sie und als sie wieder bei den Männern waren, fand Shiva ihre Sprache wieder. „Das ist Klasse, aber das kann ich nicht bezahlen. Mein Geld ist aufgebraucht."

„Mach dir keine Sorgen Shiva. Das ist ein Geschenk von uns." Sagte Julia und Shiva fiel ihrer Freundin um den Hals. „Vielen Dank euch allen, aber......" Sie kam nicht dazu den Satz zu beenden. „Kein ABER! Du wirst es annehmen, oder ich verpasse dir hier mit Zuschauern einen Feuerroten Arsch." Knurrte dieses Mal Tony streng und Shiva presste die Lippen auf einander und verkniff sich eine Antwort. „Danke. Ihr seit die besten Freunde die ich je hatte." Tony, Julia und auch Lukas freuten sich über das Kompliment von Shiva und somit hatten Tony und Julia sie noch mehr ins Herz geschlossen.

Kapitel 10

Endlich war es soweit. Achtzehn lange Wochen hatte es gedauert aber nun war es vollbracht. Der alte Hof war komplett fertig geworden und Shiva stand mit Lukas, Julia und Tony davor. „Ich hoffe wir haben alles so getroffen wie Sie sich es erträumt haben." Sagte Herr Baumeister, der die Feinarbeiten gemacht und alles eingerichtet hatte. Shiva war es natürlich unangenehm gewesen, dass jemand die Zimmer mit SM Möbeln ein gerichtet hatte, aber sie selbst oder Lukas, Julia und Tony hatten keine Zeit gehabt. „Ich bin sehr zufrieden, vielen Dank und noch weiterhin Erfolg für Sie Herr Baumeister." Antwortete Shiva glücklich und er verabschiedete sich auch von den anderen Dreien. „So dann lasst uns mal hinein." Meinte Julia und zusammen betraten sie den umgebauten Hof. Shiva begutachtete jedes Zimmer und meinte dann: „Es ist einfach ein Traum. Auch wenn ich sagen muss, dass mir das doch etwas peinlich war." Tony fing an zu lachen und Lukas sagte: „Das glaube ich dir gerne. Wer bestellt denn schon so spezielle Möbel? Keiner." Er küsste Shiva leidenschaftlich und Tony meinte: „Hey ihr zwei. Wollt ihr die sechs Zimmer vorher einweihen?" Julia lachte da sich Shiva ruckartig von Lukas löste. Sie war rot geworden und das hasste sie wie die Pest. „Sag mal Shiva, was hast du eigentlich mit dem Haupthaus geplant? Es sind so wie ich es mit bekommen habe zwei Wohnungen drinnen." Tony hatte sie ertappt und Shiva kam ins trudeln mit ihrer Antwort. „Ich.... nun ja...... hatte vor zu fragen ob du und Julia dort einziehen wollt." Tony und auch Julia waren sprachlos. Lukas war natürlich neugierig geworden und fragte: „Und was ist mit uns beiden?" Shiva drehte sich zu ihm um und lächelte ihn verschmitzt an. „Willst du denn mit mir zusammen ziehen?", fragte sie und Lukas nahm sie in den Arm, hob sich hoch und wirbelte sie herum. „Aber natürlich!", rief er lautstark und nun fand Julia die Sprache wieder. „Du willst uns zu deinen Nachbarn haben? Shiva das ist ja großartig!" Auch Tony freute sich über Shiva´s Angebot und nahm sogleich Shiva in Beschlag, als Lukas sie abgesetzt hatte. „Hey Tony nicht so fest." Schnappte Shiva nach Luft, da er sie zu erdrücken drohte. „Wir würden uns sehr freuen deine oder besser gesagt eure Nachbarn zu sein. Aber sei gewarnt ich greife auch ein wenn etwas ist." Shiva grinste ihn frech an und nickte. „Hier habt ihr eure Schlüssel."

Tony und Julia betraten ihre zukünftige Wohnung und sahen sich um. Kurz darauf war nur ein lautes fröhliches Geschrei zu hören. Shiva grinste, während Lukas verwirrt aussah und Julia in einem Affenzahn heraus stürmte. Als Julia ihre Freundin Shiva erreicht hatte, umarmte sie diese und sagte unter Tränen: „ Danke Shiva. Das ist dir echt gelungen." In dem Moment kam Tony aus der Wohnung und sah ein bisschen genervt aus. „Ein pinkes Andreaskreuz." Lukas prustete los und Shiva meinte grinsend: „Für dich ist auch etwas da. Es liegt in der obersten Schublade von der Kommode." Tony sah sie skeptisch an, ging jedoch hinein und kam mit einem dunkel blauen Rohstock zurück auf dem Master TK stand. „Du bist wirklich kreativ, dass muss ich dir lassen und ich glaube den sollte ich auch gleich testen wegen dem Pinken Monster in dem Wohnzimmer." Shiva wurde blass, aber freute sich insgeheim darauf, also beugte sie sich vor, hielt sich am Treppengeländer fest und hielt Tony den Po hin. „Lukas wärst du so freundlich?", bat Tony grinsend und Lukas entblößte Shiva mit Freuden ihre Kehrseite.

„Was für einen verführerischen Arsch du doch hast Kleines." Sagte Lukas und sah sie lustvoll an. Tony holte aus, dosierte aber die Stärke seines Hiebes und Shiva quiekte auf, hielt sich krampfhaft am Treppengeländer fest und wackelte frech mit ihrem Po. Julia konnte nicht anders als zu lachen, doch sie hielt inne, als Tony´s Blick sie traf und ihr deute sich daneben zu stellen. Na toll. Zwei Frauen standen wie angeprangert an dem Treppengeländer. Lukas begab sich zum Tor und verschloss es, damit nicht jeder der mit dem Rad vorbei kam dieses Szenario mitbekam. Das Tor hatte ein Herz mit Flammen in der Mitte, als das Zeichen vom *Seiden-*

feuer. Tony nahm Maß und schmückte Julia mit einem roten Streifen. „Ach du heiliger Strohsack! Der beißt aber!", fauchte sie und hielt sich automatisch ihren Po. „Hände ans Geländer oder ich muss dich fixieren." Julia sah Tony lüstern an, aber gehorchte und stellte sich in die Ausgangsposition. „Schade!", kam es von Lukas, dem es auf jeden Fall gefallen hätte Julia und auch Shiva zu fixieren, aber dafür hatte er ja noch später Zeit. Zumindest hoffte er das, da er ja Shiva´s neue Wohnung ja noch nicht gesehen hatte. Jedes der Hinterteile wurde mit einem schönen Streifenmuster versehen und Lukas konnte kaum an sich halten, nicht über Shiva herzufallen. Julia sah Tony mit Tränen in den Augen, aber auch lustvoll an und wollte nur noch das er sie unterwarf. Tony grinste süffisant und holte Julia, um mit ihr in die neue Wohnung zu gehen. Nun waren Shiva und Lukas alleine draußen. Shiva zitterte noch immer vor Aufregung und Lukas war angeheizt von der Session, die Tony ausgeteilt hatte.

Er zog Shiva zu sich und brabbelte mit lustvoller Stimmer: „Ich will dich jetzt. Sei meine Sub." Shiva sah ihm in die grünen Augen und flüsterte: „Ja Master Lukas. Ich möchte deine Sub sein." Mit leuchtenden Augen hob Lukas seine Shiva hoch und trug sie über die Schwelle zu ihrer neuen Wohnung und er staunte nicht schlecht, als er mit ihr das Spielzimmer betrat. „Wahnsinn....es ist toll eingerichtet worden." Lobte Lukas und Shiva meinte verlegen: „Ja aber das ist nur das Spiel Zimmer. Der Rest ist noch leer."

„Das macht nichts das wird sich bald ändern und ich helfe dir beim Umzug." Shiva lächelte und biss ihm frech in den Arm. „Au du kleines Biest!", fauchte er, obwohl es nicht so weh getan hatte. Er wusste sie wollte genau jetzt mit ihm spielen und das kam ihm sehr recht. „Hände an das Andreaskreuz." Befahl er mit lustvoller Stimme. Shiva gehorchte und stellte sich mit dem Gesicht zum Kreuz hin. Vorsichtig nahm er ihre Handgelenke und befestigte sie an dem Kreuz. Danach befestigte er ihre Füße am Boden des Kreuzes. Shiva´s Atmung beschleunigte sich, sie wurde unruhig, da er noch nichts tat außer sie zu betrachten. Ein Zittern durchlief ihren Körper und Lukas trat dicht an sie heran. „Du siehst heiß aus Kleines." Er schob ihr Top hoch und befreite ihre Brüste aus dem BH. Sie keuchte auf , weil er ihre Brüste umfasste, erst massierte und dann die Brustwarzen unerbittlich zupfte. „Deine Haut fühlt sich an wie Seide. Ich liebe es Kleines. Und jetzt werde ich ein Feuer bei dir auf deinem knackigen Hintern entfachen." Dabei küsste er ihren Nacken und Shiva keuchte und stöhnte laut auf. Verführerisch grinste er sie an, zog ihr den String Tanga unter dem Rock herunter, stopfte den Rock in den Bund des Rocks und dann wurde sein Grinsen sadistisch. Lustvoll starrte sie ihn über die Schulter hinweg an und dann sauste seine Hand auch schon auf ihren nackten Hintern. Sie schrie auf und doch streckte sie ihm den Po so weit entgegen wie es die Fesselung es zuließ. Seine Hand war unerbittlich hart und auch wiederum zart. Er wechselte die Intensität und dann fragte er mit belegter Stimme: „Welche Instrumente hast du schon hier?" Weinend antwortete sie: „Leder Klatsche in der Größe von einem Tischtennisschläger. Und auch mehrere Rohrstöcke." Lukas begann ihren Nacken zu küssen und wanderte zu ihrem Ohr. „Okay bist du bereit....die Klatsche mit Genuss kennen zu lernen?" Shiva liefen die Tränen, doch sie stöhnte weil Lukas sie liebkoste und erneut stimulierte bis sie klatsch nass war. „Ja Master. Bitte ich möchte sie spüren." Er knabberte an ihrem Ohr und sagte lustvoll: „Gut Kleines. Es wird dir gefallen aber auch schmerzen bereiten." Sie nickte und lehnte sich gegen ihn bis er seine Stimulation einstellte und zu der Kommode ging, um die Leder Klatsche zu holen. „Sie liegt perfekt in der Hand. Ich werde sie mit Freuden auf deinem hinreißenden Arsch tanzen lassen." Die Spannung in der Luft war für Shiva schon fast unerträglich, doch ihr Master ließ sie nicht lange warten. Es klatschte gewaltig und Shiva schrie gequält auf. Für Lukas war es Musik in den Ohren und er verpasste ihr noch zehn weitere kräftige Hiebe. Jeder einzelne begleitete Shiva mit einem

„Danke Master", was sie von ganz alleine begonnen hatte. Es freute Lukas und er würde sie dafür belohnen.

„Du warst sehr tapfer Kleines. Ich liebe dich meine kleine Sub." Dieses Wort „Kleines" fühlte sich an wie warme flüssige Schokolade und sie liebte es, wenn er sie so nannte. Und das Wort Sub. Aus seinem Mund hörte es sich klangvoll an wie eine gut geführte Violine. „Master ich möchte das du machst mit mir was dir vorschwebt." Lukas Augen waren dunkelgrün geworden vor Lust, befreite Shiva von ihrer Fesselung und hob sie hoch, um sie zu dem Ledersofa zu tragen, welches auch mit Ösen bestückt war. Dort entledigte er sich seiner Sachen und fasste Shiva unter ihren Po, um sie an zu heben. Sie jammerte auf, entlockte ihm ein sadistisches Grinsen und er küsste sie. Fing an ihren Mund zu erobern und seine Zunge umspielte die ihre. „Bitte nimm mich Master." Keuchte sie und er saugte an ihren Brustwarzen. „Erst möchte ich dich schmücken Kleines." Was meinte Lukas damit? Sie verstand erst nicht was er meinte, bis er ihr die lila Nippelklemmenkette zeigte die eine Verstellschraube besaßen. Etwas ängstlich sah sie zu ihrem Master auf und er beruhigte sie. „Sie werden nicht gleich weh tun. Die Schrauben sind dazu gemacht um anfänglichen Subs langsam an die süße Folter heran zu führen." Shiva vertraute ihm und nickte ihm zu. Langsam und vorsichtig brachte er die Klemmen an und vergewisserte sich mit Fragen, ob es ihr gut ginge. „Ahhhh!", stöhnte sie, als er dann den Finger in ihr nasses Geschlecht einführte, stimulierte sie und dann kurz vor ihrem Höhepunkt, entnahm er seinen Finger, um selbst in sie ein zu dringen. Beide keuchten, liebten sich, küssten sich in einem wilden Rausch der sie beide beflügelte. „Schneller bitte Master!", bettelte sie und Lukas kam nur zu gerne der Bitte nach. Stetig stieß er in sie hinein und zusammen riss der Orgasmus sie fort.

„Ich möchte noch einen Orgasmus von dir." Ohne groß darüber nach zu denken, nickte Shiva und wusste das Lukas an den zweiten kommen würde. Erneut stimulierte er sie, indem er seinen Finger auf ihr Lustperle legte, langsam zu kreisen anfing und es Shiva schon fast als schmerzhaft empfand und genau das machte sie an. Gezwungen zu werden, sich ihm komplett aus zu liefern mit allem was sie zu bieten hatte. Shiva wand sich unter Lukas und er grinste sie sadistisch an. Dann nahm er die Kette die noch an ihren Nippeln hing und übte leichten Zug aus, den er stetig steigerte. „Oh Gott! Master bitte! Es tut so weh!", schrie Shiva und wollte ihn mit ihren Händen an dem Zug hindern, doch er fasste ihre Handgelenke mit einer Hand und hielt sie mühe los fest.

„So ungezogen Kleines." Knurrte er liebevoll und sank dann mit dem Gesicht zwischen ihre Beine. Sie zuckte zusammen, als er ihre Perle anpustete und leckte dann darüber. Sofort bog Shiva den Rücken durch und Lukas saugte an den Schamlippen. Er leckte sie hart, löste erst eine Klemme, dann die andere und Shiva kam in einem noch heftigeren Orgasmus. Sie zitterte, als der Orgasmus am abklingen war und weinte Sturzbäche.

Liebevoll sah Lukas sie an und fragte: „Habe ich dich überfordert?"

„Ja......nein.....ach ich weiß nicht......ich bin einfach überwältigt von allem." Schluchzte Shiva und kuschelte sich an ihn. „Scht Kleines. Es ist normal das du dich überfordert fühlst, aber ich versichere dir, dass ich immer dabei sein werde und deine Grenzen ausdehne ohne dir zu schaden. Vertraue mir Kleines." Shiva nickte, schniefte noch ein paar mal und kuschelte sich noch enger an ihren Master. Doch sie wusste das sie ihm gehörte und vertraute.

Wieder in Shiva´s Wohnung.

Lukas saß neben Shiva auf dem Bett. Shiva lag auf dem Bauch und sah ihn liebevoll an. „Ich danke dir Lukas, dass du mir eine neue Facette in Spanking und auch BDSM gezeigt hast."

„Ich freue mich, mit dir die Richtige gefunden zu haben und das ich endlich gebraucht werde." Shiva sah ihn fragend an. „Weißt du...es ist schwer eine Vanilla Beziehung zuführen, wenn man dominant ist und der Partner es abstoßend findet. Ich habe mich von Sarah getrennt weil sie mir etwas vorgespielt hat. Sie hatte es gehasst und als Dominanten Part wird man auch in Seminaren geschult um zu erkennen was den Partner beschäftigt und sie hat gesagt das es ihr gefallen hat. Ich habe nach der dritten Schulung festgestellt das sie es nur gespielt hat. Sie war beim Psychologen und hat mich als pervers hingestellt. Sie zeigte mir die Protokolle und das war der Grund das ich mich trennte und doch hatte sie es nicht ertragen mich an dich zu verlieren." Shiva sah ihn mit einem Blick an, der nachdenklich und auch mitleidig wirkte. „Falsche Schlange. Aber vielleicht hatte sie dich wirklich so geliebt und wollte dich nicht verlieren." Sagte Shiva und Lukas sagte: „Da hast du vielleicht recht, aber Ehrlichkeit ist für mich alles in einer Beziehung. Wenn ich keine Ehrlichkeit erwarten kann, kann ich auch nicht vertrauen." Das leuchtete auch Shiva ein und er wollte das Thema beenden, was Shiva auch akzeptierte. „Ich habe´s!", rief sie plötzlich aus und Lukas sah sie fragend an. „Was hast du? Einen roten Hintern?", fragte er grinsend und Shiva meinte frech: „Holzkopf. Das der rot ist weiß ich. Nein ich meine einen Namen. Für unser Klub Domizil."

„Nun spann mich nicht auf die Folter." Beklagte Lukas sich und Shiva grinste ihn triumphierend an. „Was hältst du von *Seidenfeuer*?" Lukas sah sie an und antwortete: „Das klingt richtig gut. *Seidenfeuer*. Ja das passt." Shiva freute sich und stand auf, um es gleich Julia und Tony zu erzählen.

Lukas und Shiva standen kurz darauf vor Julia´s Tür und klopften. Julia machte ihnen überglücklich die Tür auf. „Du strahlst Shiva. Sehr schön!", bemerkte sie und Tony trug eine Kiste in den Flur, wo er sie auf eine andere Kiste stellte. Julia ließ sie herein und dann saßen alle im Wohnzimmer. „Ich habe einen Namen für unser Klub Domizil. *Seidenfeuer!*"

„Shiva das ist ein hervorragender Name für den Hof." Tony hatte ihr geantwortet und Julia fand es ebenfalls. „Auf das *Seidenfeuer!* Auf das es uns viel Freude bereiten wird!", meinte Julia, holte schnell eine Flasche Sekt und schenkte allen ein Glas ein. Dann stießen sie an. „Auf das *Seidenfeuer!*" Sie verbrachten den restlichen Tag zusammen und halfen Julia Kisten zu packen. Shiva packte erst am Abend einige Kisten. Die Kündigung der Wohnungen war schnell geschrieben und ausgedruckt. Am nächsten Tag brachten Shiva und Julia ihre Wohnungskündigung zusammen zu der Hausverwaltung, die gegenüber des Hauses lag. Die Vermieter waren natürlich bestürzt aber sie wünschten viel Erfolg.

Immer mehr Kisten fanden den Weg nach Wanderup und dann war es endlich geschafft. Sie konnten alle zusammen einziehen.

Kapitel 11

Nun waren schon einige Wochen vergangen und Shiva hatte zusammen mit Julia kleine Informationsblätter für das *Seidenfeuer* erstellten lassen im Internet. Diese kamen endlich mit der Post an. Als Julia dann endlich von der Arbeit kam, fragte sie: „Shiva sind die Informationsblätter angekommen?" Shiva grinste ihre Freundin an und hielt sie triumphierend hoch. „Zeig mal her!", bat Julia, doch Shiva schüttelte den Kopf. Dann war auch schon die schönste Verfolgungsjagd auf dem Hof ausgebrochen. Julia rannte hinter Shiva her und rief: „Ich kriege sie ja doch!"

„Das glaube ich nicht! Du schnaufst ja jetzt schon!", lachte Shiva und hatte nun Julia´s Ehrgeiz geweckt. Das wollte sich Julia nicht gefallen lassen und beschleunigte noch einmal und wollte gerade Shiva am Arm festhalten, als ein unbekanntes Auto auf den Hof fuhr. Beide Frauen blieben stehen und sahen sich fragend an. „Hallo Julia! Hallo Shiva!" Die Frau lief freudestrahlend auf sie zu und jetzt wussten sie wer sie waren. Es war Klara mit ihrem Herrn Tigerman. „Klara! Tigerman! Was für eine Überraschung!", riefen beide gleichzeitig aus und umarmten erst Klara und dann Tigerman. „Hallo ihr beiden. Ich hoffe ihr seid auch schön frech gewesen. Ich bin übrigens Maik Martens und Klara meine Frau kennt ihr ja schon." Stellte sich Tigerman mit seinem Namen vor. „Willkommen im *Seidenfeuer*. Wie kommen wir dazu das ihr uns besuchen kommt?" Julia war neugierig geworden und Maik lächelte sie an. „Tony und Lukas haben uns eingeladen mal vorbei zu kommen. Wusstet ihr das gar nicht?", fragte Maik und Shiva sagte: „Nein das wussten wir noch nicht. Wir haben ja noch keine große Werbung gemacht. Unsere Infoblätter sind jetzt erst angekommen."

„Das macht nichts Shiva. Wir freuen uns euch zu testen." Sagte Maik und Julia wurde blass. „Uns testen?", fragte sie und war nicht mehr so selbstsicher wie sie es sonst war. „Ganz ruhig Julia. Wir überfordern euch nicht. Lukas und Tony erzählten das ihr vorhabt ein Klub Domizil auf die Beine zu stellen mit Halbpension." Klara lächelte sie beide an.

„Ja das stimmt natürlich. Wir haben uns gedacht es würde gut ankommen wenn wir statt nur Frühstück auch noch Mittagessen anbieten würden." Erzählte Shiva, während Julia noch unsicherer wurde. „Julia was ist mit dir? Du bist blass." Klara machte sich sorgen und Shiva sah sie an, nahm sie dann in den Arm und meinte: „Alles okay. Ich helfe dir doch." Julia fand endlich ihre Sprache wieder. „Ja das weiß ich, aber ich habe ein gewaltiges Problem mit Tests. Ich verbocke sie meistens." Julia fing an zu weinen. „Oh je Julia. Das war nicht meine Absicht gewesen dich zu verunsichern. Du wirst das schaffen da bin ich mir sicher." Sagte Maik verlegen und nahm sie kurz in den Arm, als Shiva sie los ließ. „Kommt ihr beiden. Ich zeige euch euer Zimmer." Sagte Shiva lächelnd und Maik folgte ihr mit Klara. Julia blieb an der Treppe stehen und musste sich erst einmal setzen. Während Shiva Maik und Klara das Zimmer zeigte, kamen Lukas und Tony von der Arbeit zurück. Tony strahlte und stürmte gleich zu Julia, die auf der Treppe saß und erneut den Tränen nahe war. „Julia was ist passiert?", wollte Tony besorgt wissen, als sie den Blick hob und Lukas kam herbei geeilt. „Ich werde den Test bestimmt verbocken, so wie immer." Tony und Lukas sahen sich an. „Was für einen Test?", fragte Lukas und Julia schluchzte: „Na unser *Seidenfeuer* Klub Domizil. Maik und Klara wollen uns testen." Nun verstanden sie und Tony lächelte Julia warm an. „Aber Darling. Das ist doch nicht schlimm. Genau das hattet ihr beiden doch vor. Halbpension mit Mittagessen. Das wird der Renner werden." Baute Tony sie auf und Lukas grinste: „Ja bestimmt. Ich freue mich schon auf dein Kartoffelauflauf mit Speck und Bohnen." Endlich lächelte Julia und stand entschlossen auf. „Ja das schaffe ich." Und dann war sie im kleinen alten Stall, der jetzt Küche und Speisesaal war, der ein paar Extras, wie ein Andreaskreuz und ein

Strafbock beinhaltete, verschwunden. Kurz darauf duftete es köstlich aus dem Gebäude und Shiva kam mit Maik und Klara im Schlepptau in den Hof zurück. „Maik, Klara! Herzlich willkommen im *Seidenfeuer*." Begrüßten Tony und Lukas die beiden und wurden begeistert angelächelt. „Das ist ein ganz tolles Zimmer und das kleine gemütliche Bad erst. Ein Traum für jede Frau." Schwärmte Klara und Maik stimmte ihr zu: „Da hat sie recht. Es ist wundervoll. Das habt ihr gut gemacht."

„Oh das waren wir nicht. Das hat alles Shiva auf die Beine gestellt. Sie ist auch die Inhaberin." Sagte Tony und schlang einen Arm um Shiva´s Schulter. Shiva wurde mal wieder rot und Lukas meinte grinsend: „Du musst nicht gleich rot werden Kleines. Es ist nun mal so." Maik und Klara sahen sie anerkennend an. „Ich finde es besser wenn wir alle zusammen es machen. Ganz alleine fühlt sich für mich viel zu viel an. Ich bin froh das mir meine Freunde Tony und Julia und auch mein Partner Lukas mir unter die Arme greifen." Sagte Shiva und gab Lukas einen Kuss. Tony und Lukas fühlten sich geschmeichelt und dann sagte Shiva: „Ich werde eben Julia helfen in der Küche." Maik und Klara nickten und waren dann alleine mit Tony und Lukas. „Sehr schön. Das sie jetzt weg ist." Grinste Maik und Tony so wie auch Lukas sahen ihn verwirrt an. „Klara wählte eine Nummer in ihrem Handy und sagte: „Ihr könnt vorfahren." Erstaunt sahen Lukas und Tony auf einen kleinen Transporter, der durch das Tor rollte. „Für euer Klub Domizil." Grinste Maik und sie warteten bis der Transporter aus geräumt wurde. „Das ist ja klasse!", kam es begeistert von Lukas und drückte Maik und auch Klara kurz an sich. Tony ebenfalls und meinte: „Also dafür bekommt ihr aber auch Rabatt für euren Aufenthalt." Die Leute von dem Transporter hatten nun alle Sitzgelegenheiten und Tische so aufgestellt, dass man prima hindurch laufen konnte um zu bedienen und auch sich mit anderen Leuten unterhalten konnte, ohne laut rufen zu müssen. Und sie hatten sogar für jeden Tisch mit Stühlen eine Abdeckplane mit gebracht. „Vielen Dank." Bedankte sich Maik und drückte den Männern einen Umschlag in die Hand. „Gern geschehen Herr Martens. Bis zum nächsten Mal." Damit fuhren die Männer wieder vom Hof.

Shiva half Julia bei ihrem Auflauf. „Hier das Infoblatt." Sagte Shiva nachdem der Auflauf im Ofen war. Julia grinste sie und meinte: „Das ist klasse geworden. Das sollten wir gleich Tony und Lukas zeigen." Shiva nickte und zusammen begaben sie sich nach draußen und staunten nicht schlecht über die sechs Tische und die dazu gehörigen Stühle. „Überraschung!", riefen alle zusammen und Julia war es die antwortete: „Das gibt es doch nicht! Vielen Dank!" Shiva fiel Klara um den Hals, während Julia es ihr gleich tat bei Maik. Danach war es umgekehrt und auch Tony und Lukas bedankten sich noch einmal herzlich bei ihren Freunden. Einige Zeit später ertönte eine Eieruhr aus dem inneren des Gebäudes und Julia sagte erstaunt: „Wie so schnell sind die 30 Minuten schon um? Essen ist fertig." Zusammen begaben sie sich in den Speisesaal und Julia trug den Auflauf in einem Warmhaltebehälter auf den großen Tisch. „Guten Appetit!", sagte Julia und alle zusammen begaben sich mit gefüllten Tellern nach draußen zum Essen. Der Tag verging schnell. Maik und Klara gingen spazieren, Shiva musste noch arbeiten und Julia vergnügte sich mit Tony. Lukas machte den Bürokram und machte sich Gedanken über Regeln die für einen Aufenthalt im *Seidenfeuer* eingehalten werden mussten, von dem Dominaten Part und auch von der Sub. Sie wollten ja keine Gewalt haben sondern für alle einen erholsamen Aufenthalt. Später, als Shiva wieder zurück war, setzten sich die vier zusammen und gingen die Regeln durch. „Sehr schön. Damit dürfte es geregelt sein wie man sich zu verhalten hat." Meinte Julia und auch Shiva nickte ihre Zustimmung genau wie Tony. „Eine prima Idee, dass bei Nichtachtung auch der dominante Part bestraft werden kann." Sagte Shiva und grinste. „Das wirst du bei uns nicht erleben Kleine." Meinte Tony ebenfalls grinsend und Shiva zog einen Flunsch der es ins Guinessbuch geschafft hätte. So war es beschlossene Sache und nun konnte das *Seidenfeuer* sich einen Namen aufbauen. Es dauerte zwar aber es begann sich herum zu sprechen in der Szene, dass ein Klub Domizil aufgemacht hatte in der Nähe von Flensburg. Zu ihren Mitgliedern gehörten nun auch Maik mit Klara und auch ein paar Freunde von ihnen.

Einige Monate später kamen die Leute sogar aus Dänemark, um ein Wochenende im dem Klub Domizil zu verbringen. Shiva und Julia freuten sich, dass es so gut angenommen wurde und sie verdienten mit den Spontanbuchungen der Gäste zusätzlich Geld um alles zu unterhalten. Natürlich wurden die beiden Mädchen nicht vernachlässigt und fanden sich hin und wieder selber im Speisesaal am Kreuz oder über dem Bock wieder zur Anschauung, was die beiden mächtig reizte und auch hassten. Tony und Lukas machten sogar den Vorschlag Dominate auszubilden in Seminaren oder mit einem ein- bis zweiwöchigen Aufenthalt. Die Idee war nicht schlecht und das würden sie auch vielleicht in Angriff nehmen, so bald sie die Zeit dazu fanden. Shiva hoffte natürlich das diese Idee bald vergessen sein würde aber dem war nicht so.

„Shiva!", rief Lukas, doch bekam keine Antwort. Er suchte die Wohnung nach Shiva ab. Sie war nicht da. Natürlich klopfte er bei Julia und Tony öffnete ihm. „Lukas was ist los?", fragte Tony, der sah das Lukas besorgt wirkte. „Ist Shiva bei euch?", fragte Lukas mit einer Gegenfrage, doch Tony schüttelte den Kopf. Kurz darauf stand Julia in der Tür und sah in zwei besorgte Gesichter. „Was ist passiert?", wollte sie wissen und Tony klärte sie auf. „Sie ist erwachsen und kann hingehen wohin sie will. Ihr macht euch zu viele Sorgen." Sagte Julia und sah ihren Partner und Lukas an. Lukas machte sich Sorgen und sagte: „Vielleicht hast du Recht, aber sie sagt immer Bescheid oder legt einen Zettel hin." Julia wusste das und dachte nach, als man Shiva auf einmal schreien hörte. Sofort stürmten die drei zum Tor, wo Shiva sich lautstark mit einem Mann stritt. „Verschwinde aus meinem Leben!", schrie sie den Mann im Auto an, doch sie konnten nicht hören was der Typ knurrte. „Hau ab und komm nicht wieder!", fuhr sie ihn an und bevor Lukas, Tony und Julia sie erreichten, fuhr der Typ mit quietschenden Reifen davon. „Wer das Kleines?", fragte Lukas und sah dem schwarzen BMW hinterher. „Niemand der es Wert ist erwähnt zu werden." Knurrte Shiva sauer und drehte sich zu Lukas um, um ihm einen Kuss zu geben. „Ich habe mir Sorgen gemacht." Sagte Lukas nach dem Kuss und Tony nickte, während Julia nachdachte. „Ich wollte nur die Post holen. Muss ich dir dafür einen Zettel hinlegen wenn du schläfst?", fragte Shiva frech grinsend und Lukas wuschelte ihr durch die Haare, er wusste das Shiva das hasste und nach ihm treten würde, was sie auch sogleich versuchte. Tony grinste und nahm Julia bei der Hand um mit ihr die beiden allein zu lassen. Lukas und Shiva rangelten vor dem Tor und Shiva lag kurz darauf unter Lukas. „Steh auf!", knurrte Shiva sauer und sah in sein grinsendes Gesicht. Lukas stand auf und zog sie mit hoch und küsste sie leidenschaftlich. Zusammen begaben sie sich in die Wohnung und Shiva sah ihn fragend an, denn Lukas sah nachdenklich aus. „Was ist denn los?", fragte Shiva skeptisch und Lukas wandte sich von ihr ab. Was hatte das zu bedeuten? Shiva kam es so vor als würde sie eine Ewigkeit so stehen. „Ich werde mit Tony für ein paar Wochen nach England gehen zu einem Seminar der Polizei." Begann er zu erzählen und Shiva meinte lächelnd: „Das ist doch toll!" Aber irgendetwas belastete ihn das merkte Shiva nur zu deutlich. „Wir fliegen übermorgen." Gab Lukas zu und Shiva sah ihn an, als hätte er ihr gesagt das sie in einen Hundehaufen getreten sei. „Übermorgen? Warum sagst du es mir jetzt? Ich meine wie lange weißt du es schon?" Shiva klang misstrauisch und Lukas meinte verlegen: „Seit drei Monaten. Ich habe es vergessen, bis mich

Tony gestern darauf ansprach." Shiva klappte die Kinnlade herunter. „Aha. Und da meinst du, du musst mir so was wichtiges nicht gleich erzählen? Ist ein bisschen blöd von dir. Na ja gut ich werde schon klar kommen und Julia auch." Lukas wollte Shiva in den Arm nehmen, doch sie blockte ab. Er konnte verstehen das sie sauer war und sagte: „Es tut mir Leid Kleines. Ich werde es wieder gut machen." Shiva nickte nur und schnappte sich ihre Autoschlüssel. „Bis später ich muss arbeiten." Mit diesen Worten ließ Shiva Lukas einfach stehen und fuhr nach Dänemark zum Arbeiten. Lukas stand der weilen auf dem Hof und schaute ihr bedrückt hinterher.

Kapitel 12

Es dauerte ungefähr fünfzehn Minuten, als Tony ihn durch das Fenster sah und heraus kam. „Lukas ist alles in Ordnung?", fragte Tony besorgt und Lukas drehte sich traurig lächelnd zu ihm um. „Shiva ist sauer. Ich habe vergessen ihr zu sagen das wir nach England fliegen." Tony sah ihn an und meinte: „Das habe ich dir aber schon vor drei Monaten gesagt und du wolltest es ihr doch sagen." Lukas sah ihn bedröpelt an und antwortete geknickt: „Ich weiß und doch habe ich es vergessen. Ich kann sie verstehen. Immerhin fliegen wir ja schon übermorgen."

„Oh Lukas du bist ja einer." Grinste Tony und Lukas wusste worauf er hinaus wollte, nur damit es Shiva wieder besser ging. „Geh in den „kleinen Saal" . Ich werde gleich bei dir sein mein Freund." Das erste Mal in seinem Leben hatte Lukas große Angst vor seinem Freund, doch er wusste das es notwendig war. Tony beobachtete Lukas und dieser holte tief Luft. „Ja Tony und danke." Tony nickte Lukas freundlich zu und Lukas begab sich in den „kleinen Saal" um dann ungeduldig auf Tony zu warten. Er wusste das es unter den beiden Männern blieb und doch fühlte er sich unbehaglich. „Jetzt weiß ich, wie sich die Mädels fühlen müssen wenn es so weit ist." Murmelte Lukas vor sich hin und erschrak als Tony hinter ihm stand. „Leg dich darüber." Tony´s Tonfall war streng, so wenn ein großer Bruder seinen kleinen zurechtweisen wird. Lukas gehorchte zögerlich, legte sich dann aber über den Bock. „Fixierst du mich bitte?", fragte Lukas und Tony sah ihn erstaunt an aber sagte: „Wenn du es möchtest, aber ich entscheide wie lange und wie hart." Damit war Lukas einverstanden und Tony befestigte ihn auf dem Strafbock. Lukas war froh das er die Hosen anlassen konnte, aber dennoch ahnte er das Tony nicht zimperlich sein würde. Lukas musste tief Luft holen um nicht in Panik zu geraten. Tony lachte leise und meinte: „So fühlen sich unsere Subs auch wenn sie darüber liegen." Lukas rollte mit den Augen und meinte frech: „Ach ne. Da wäre ich jetzt nicht drauf gekommen." Tony grinste sadistisch, holte aus und schlug mit aller Kraft zu. „Verdammt!", schrie Lukas erschrocken auf, denn Tony zeigte ihm nun was er geholt hatte. Ein Holzpaddle welches man in den USA noch an einigen Schulen findet. Er hatte es ihm auf den kompletten Arsch gehauen. Der zweite Hieb folgte und Lukas keuchte vor Schmerzen auf. Tony platzierte die Hiebe sorgfältig. Tony hatte nicht gedacht das Lukas sich so beherrschen konnte, denn es kam nicht ein Laut von ihm, aber das wollte Tony ändern. Süffisant grinsend legte er nach weiteren dreißig Hieben das Paddle weg und holte einen Rohrstock. Lukas liefen Tränen aber er war zu Stolz es zu zugeben und hielt daher den Kopf unten. „Lukas schau mich an und zwar Pronto!" Tony legte so viel Dominanz hinein wie er konnte und widerwillig hob Lukas den Kopf an. Lukas glaubte das Tony eine abfällige Bemerkung machen würde, weil ein Mann in seinem Alter heulte aber es war nicht so. Im Gegenteil. Tony sah ihn mit so viel wärme an die er schon oft zu spüren kam in der Ausbildung zum Polizisten. „Für diesen Gedanken Lukas kommst du erst recht nicht ungeschoren davon." Meinte Tony lächelnd, denn er wusste was Lukas gedacht hatte. Sie kannten sich immerhin seit dem Kindergarten und waren wie Brüder. Tony trat erneut hinter Lukas, nahm Maß und ließ den Rohrstock quer über Lukas Hintern knallen. „Scheiße!", schrie Lukas und darauf flog der Rohrstock erneut auf den Arsch. Lukas zerrte an den Fesseln, versuchte gegen an zu kämpfen, doch die Fesseln gaben nicht nach. „Stopp!", brüllte Lukas aus Leibeskräften und Tony hielt inne. Erschöpft hing Lukas nun über dem Bock. „Lukas!", sagte Tony streng und Lukas sah

ihn völlig verheult an. „Ich kann nicht mehr. Bitte es reicht Tony."
Flehte Lukas und Tony lächelte ihn an. „Es war sowieso der letzte
Hieb gewesen." Tony befreite Lukas und half ihm hoch, da Lukas
etwas schwankte. „Danke Tony." Mit einer brüderlichen Umarmung verschwand Lukas zurück in die gemeinsame Wohnung.
Tony lächelte und legte den Rohrstock zurück. Natürlich war Lukas neugierig und stellte sich vor den Spiegel im Schlafzimmer.
Ganz vorsichtig zog er sich die Jeans herunter und drehte sich
halb zum Spiegel. Ihm stockte der Atem. Tony hatte ganze Arbeit
geleistet, denn sein Arsch leuchtete nicht nur rot, sondern war
blau und schwarz. Dazwischen war sogar ein bisschen Lila zu finden und als Lukas seinen Po berührte verzog er das Gesicht vor
Schmerzen. „Danke Tony das ich zwei Wochen nicht sitzen werden kann." Murmelte Lukas leise vor sich hin. Anstatt sich die
Jeans wieder hoch zu ziehen, zog Lukas sich eine leichte Trai-
ningshose über. „Ssss!" Lukas zog die Luft ein und nun stellte er
fest das die leichteste Hose ganz schön scheuern konnte. Bäuchlings legte er sich auf das Bett und dachte nach. Ja er hatte es sich
verdient und er wusste es auch und er wusste auch das sich Shiva
darüber amüsieren würde. Das kleine Biest.

Shiva hingegen ahnte nicht im geringsten was zu Hause abgelau-
fen war. Sie war einfach nur sauer darüber. Wie konnte er es nur
vergessen? So etwas ist doch wichtig. Da passierte es. Shiva fegte
eine Tasse vom Tisch mit ihrem Lappen, da sie nicht aufgepasst
hatte. „Mist!", knurrte sie und sammelte die Scherben ein. Kurz
darauf schrieb sie einen Zettel das sie eine Tasse kaputt gemacht
hatte und sie informierte ebenfalls ihre Chefin. Während Shiva am
saugen war, bekam sie eine SMS von Lara zurück, dass sie Bescheid wusste falls die Leute von der Sozialstation anrufen sollten. Aber so etwas geschah zum Glück selten. Gerade als Shiva
fertig mit ihrer Arbeit war, kam Hanne die Chefin der Sozialstation zur Tür herein. „Hallo Shiva." Begrüßte sie Shiva auf dänisch

und Shiva grüßte natürlich zurück. „Hast du eine Minute Zeit?", fragte Hanne und Shiva meinte freundlich lächelnd: „Sicher Hanne." Sie folgte Hanne in ihr Büro und schloss die Tür. „Warst du gestern hier?" Shiva sah Hanne verwundert an. „Ja ich war hier." Hanne nickte nachdenklich und meinte dann: „War sonst noch jemand hier?" Shiva musste kurz überlegen und antwortete: „Es war nur noch eine von euch hier. Eine große mit Brille und langen dunklen Haaren." Die meisten in der Sozialstation waren klein und Hanne wusste wen Shiva meinte. „Es ist die Kaffeekasse verschwunden." Shiva sah sie entsetzt an. „Ich kann dir versichern Hanne, dass ich es nicht gewesen bin und Heike auch nicht. Ich weiß gar nicht wo eure Kasse ist weil es mich auch gar nichts angeht." Hanne nickte und sagte: „Ich wollte dich nicht beschuldigen, aber irgendjemanden muss es gewesen sein. Hast du vielleicht jemanden herein gelassen der geklingelt hat?" Shiva überlegte erneut und sagte dann: „Nein habe ich nicht. Ich war um fünf Uhr fertig gewesen und bin dann zu meiner nächsten Stelle gefahren." Hanne sah Shiva verlegen an und meinte freundlich: „Entschuldige bitte Shiva, aber ich muss nun mal allem nachgehen. Danke das du dir Zeit genommen hast." Shiva nickte und verabschiedete sich. Natürlich rief Shiva ihre Chefin an um ihr die Nachricht zu übermitteln, da es immerhin um ihren und Heike´s Job ging. Lara war erschüttert aber versicherte das sie das klären würde. Mit einem mulmigen Gefühl fuhr Shiva zu dem Optiker rüber. Es wurmte Shiva, dass sie verdächtig wurde. Nach getaner Arbeit machte sich Shiva auf den Weg nach Hause und während der Fahrt dachte sie nach. „Ich wusste noch nicht einmal das sie eine Kaffeekasse haben!", murmelte sie und ging den gestrigen Tag noch einmal durch, doch es brachte nichts. Sie hatte nichts falsches gemacht und auch niemanden herein gelassen da sie als Reinigungspersonal dafür ziemlichen Ärger bekommen konnte. Shiva wollte nicht ihren Job verlieren. Als Shiva durch das Tor fuhr, kam Lukas aus der Wohnung und zu ihrem Auto. Er öffnete ihr die Tür, doch Shiva stieg nicht gleich aus. „Shiva bist du mir noch böse?", fragte Lukas bedrückt und Shiva musste grinsen. „Ja ein bisschen." Sie stieg aus und er nahm sie in den Arm und sie ließ ihn. „Es tut mir sehr Leid. Ich weiß ich hätte es dir gleich sagen sollen." Sagte Lukas und Shiva antwortete abwesend: „Ja das hättest du." Lukas schob sie ein Stück von sich weg, damit er ihr in die Augen sehen konnte. „Ist etwas passiert?", fragte er besorgt und Shiva meinte nur: „Nicht hier draußen." Zusammen gingen sie in die Wohnung und dann sagte Shiva: „Es kann sein das ich bald ohne Job bin." Entsetzt sah Lukas sie an, aber sie hatten schon oft wegen ihrem Job streit gehabt. „Dir wäre es doch recht!", knurrte Shiva und Lukas platzte los: „Du spinnst doch Shiva. Klar ist es nicht der beste Job, aber das ist nicht so." Shiva sah ihn wütend an. „Du meckerst doch immer weil ich abends weg bin!", fauchte Shiva und Lukas rieb sich die Augen. „Nein Shiva. Ich meine, sicher ist es doof das du abends weg bist, aber ich rede dir da nicht rein. Also was ist passiert das dein Job auf der Kippe steht?" Lukas klang wirklich besorgt und Shiva meinte: „Die Kaffeekasse wurde in der Sozialstation gestohlen gestern. Und ich war da." Nun verstand Lukas. „Sie glauben das du es warst." Shiva nickte und dann kam die Frage die Lukas nicht stellen wollte, aber sie purzelte so heraus: „Und hast du sie gestohlen?" Sofort hielt er sich die Hand vor dem Mund. Shiva sah ihn entsetzt und sauer an. „Hast du nen Knall? Warum sollte ich das tun? Meinst du ich setzte meinen Job und mein freies Leben aufs Spiel? Na vielen Dank Herr Schneider!" Shiva drehte sich um und verschwand ins Schlafzimmer. Sie knallte mit der Tür und lag dann bäuchlings weinend auf dem Bett und brüllte unverständliches ins Kissen. Lukas konnte sich in den Arsch beißen für diese dumme Bemerkung, denn er wusste das Shiva so etwas nie tun würde. Er schrieb einen Zettel und begab sich rüber zu Tony. Julia war ebenfalls arbeiten gefahren kurz nachdem Shiva zur Arbeit gefahren war.

Shiva weinte wie ein Schlosshund murmelte: „Wie kann er nur so was fragen? Ich hasse ihn!" Irgendwann schlief sie vom weinen ein.

Julia kam von der Arbeit und kam mit einem fröhlichen „Bin zu Hause" durch die Tür. „Hallo Schatz!", rief Tony aus dem Wohnzimmer und Lukas klang nicht so fröhlich als er „Hallo Julia" sagte. „Was hast du jetzt schon wieder verbockt Lukas?", fragte Julia grinsend, denn inzwischen kannte sie Lukas gut. Er erzählte ihr das ganze Dilemma und Julia klappte Kinnlade herunter. „Du bist aber sehr taktvoll." Lukas sah sie geknickt an. „Ist Shiva alleine?", fragte Julia schließlich und Lukas nickte. Urplötzlich war Julia verschwunden. Tony und Lukas sahen ihr verdutzt hinterher und Tony zuckte mit den Schultern. Julia klopfte an die Tür doch es kam keine Reaktion. Also beschloss sie einfach hinein zu gehen. „Shiva?!", fragte Julia, bekam aber keine Antwort. Das Bild neben dem Schlafzimmer hing schief, also ging Julia davon aus das Shiva mit der Tür geknallt hatte. Sie betrat das Schlafzimmer. Leise ging Julia zu der schlafenden Shiva ans Bett und sah auf ihre Unterarme. Zum Glück keine Kratzspuren. Also verließ Julia die Wohnung ihrer Freundin und begab sich zu Tony und Lukas. „Was ist los?", wollte Tony wissen. „Sie schläft. Ich habe nachgesehen ob sie sich verletzt hat." Lukas schlug sich die Hand an den Kopf. Das er das vergessen konnte. Shiva hatte das Borderline Syndrom und hin und wieder kratzte sie sich die Arme blutig wenn sie Stress hatte oder unzufrieden war. Erwartungsvoll sah Lukas Julia an doch sie schüttelte den Kopf. Erleichtert stieß er die Luft aus. „Und nun zu dir Lukas Schneider!" Sagte Julia und Lukas dachte: „Oh je." Julia sah in böse an und Tony huschte grinsend aus dem Zimmer. „Du Vollpfosten! Wie kannst du nur so eine Unterstellung machen? Dir sollte ich den Arsch versohlen wie es dir gebührt!", knurrte Julia und Lukas musste doch schlucken. Er hatte nicht erwartet das Julia so böse werden konnte.

„Also was sollte man tun?", fragte Julia und Lukas antwortete kleinlaut: „Mich bestrafen." Julia nickte und er ahnte übles. Nicht nur das er schon Senge kassiert hatte von Tony, nein nun wollte auch noch Julia Gerechtigkeit. „Stell dich dahin!", befahl Julia und deutete auf das Sofa. Lukas kam der Anweisung nach und Julia trat mit einem Holzlineal hinter ihm. „So mein Lieber. Damit du lernst und auch noch was für die Reise übermorgen hast." In dem Moment schlug Julia ihm auf den Arsch. Lukas hielt seinen Schmerzensschrei zurück. Julia wusste ja nicht das er schon hatte einstecken müssen. Kurz darauf, als Julia ihm den Hintern versohlte mit dem Lineal heulte Lukas leise vor sich hin, was Julia innehalten ließ. Sie sah ihn skeptisch an und meinte: „Zieh bitte die Hose runter." Er tat es ohne zu zögern und Julia stockte der Atem. „Lukas....", fing sie an doch Lukas sagte: „Ist gut Liebes. Ich hatte es verdient." Julia legte das Lineal weg und rief dann Tony. Tony kam und hatte sogar eine Salbe dabei. Grinsend reichte er Julia die Salbe aber sie sagte nur im strengen Ton, den selbst Tony nicht kannte bei ihr: „Das machst du." Sie verließ das Wohnzimmer und Tony reichte Lukas die Salbe. „Ich sagte du machst das Tony Keller oder Gnade dir Gott!", ertönte es aus der Küche und die Männer sahen sich an. Wie konnte sie wissen das Tony Lukas die Salbe gereicht hatte? Verlegen sahen sich die Männer an und Lukas hielt ihm dann seine Kehrseite hin. Für beide war es ein seltsames Erlebnis und auch ein beschämendes. Danach verbrachte Lukas die Nacht in dem eigenen Wohnzimmer auf dem Sofa. Ja er konnte sich was besseres vorstellen, aber er wollte Shiva nicht noch mehr erzürnen.

Kapitel 13

Der Tag war gekommen. Tony und Lukas standen an Tony´s VOLVO V60 Geländewagen und hatten gerade die Koffer darin verstaut. Julia stand neben Tony und hielt seine Hand. Shiva hingegen stand nicht ganz so dicht bei Lukas und Julia machte sich Sorgen, dass die beiden sich trennten. „Passt gut auf euch auch in England." Meinte Julia, küsste Tony und umarmte danach Lukas zum Abschied. „Ihr beide passt auch bitte gut auf. Vor allem du

Shiva." Tony ´s Ton war streng, sah sie aber liebevoll an. Norma-
lerweise würde Shiva ihm eine Bemerkung an den Kopf werfen,
aber sie war einfach nicht in der Stimmung. Tony stieg ein bisschen besorgt ins Auto und Lukas murmelte zu Shiva: „Bitte ver-
zeih mir. Es war blöd." Shiva lächelte traurig und sagte: „Ja das
war blöd. Ich kann das aber nicht einfach vergessen. Es hat weh
getan." Lukas nickte und gab ihr einen liebevollen Kuss den sie
auch erwiderte. Dann stieg auch er etwas unbeholfen ein und fuhren winkend durch das Tor. Julia stellte sich neben Shiva und
nahm sie in den Arm. „Hey Süße. Das wird schon wieder." Versuchte Julia sie auf zu bauen. Shiva schnaufte nur und verschloss
das Tor. „Wenn das man so einfach wäre." Julia sah sie an. „Vielleicht tut euch der Abstand gut. Komm mit rein wir trinken einen
Kaffee." Schlug Julia vor und Shiva antwortete seufzend: „Ja vielleicht hast du Recht." Zusammen begaben sich die beiden Frauen
in Julia´s Wohnung, um dort ein bisschen zu Lästern, auf andere
Gedanken zukommen und natürlich Kaffee zu trinken. Während
die beiden sich gut unterhielten, klingelte Shiva´s Handy. Sie
schaute drauf und kannte die Nummer nicht, also ging sie freundlich ran: „Das *Seidenfeuer*, Sie sprechen mit Shiva Hansen." Sie
lauschte und antwortete dann: „Ja einen Augenblick. Ich brauche
meinen Kalender." Julia grinste und hielt den Daumen hoch. So
schnell Shiva konnte rannte sie in ihre Wohnung, wo im Flur auf
dem kleinen Tisch ein Kalenderbuch lag. „So jetzt habe ich meinen Kalender vor mir." Wieder lauschte Shiva und antwortete: „Ja
ab dem 23.11 Donnerstag haben wir noch etwas frei. Wie lange
wollen Sie bleiben?" Shiva schrieb in den Kalender am 23.11 „Holgason, vier Tage" . „Okay ist notiert und ich bitte Sie einen Teil
schon zu überweisen. Ich sende Ihnen eine e-Mail mit den Bankdaten und der Buchungsbestätigung, sowie die Regeln für unser
Domizil." Während Shiva noch telefonierte und sich die e-Mail
Adresse von Herrn Holgason notierte, schaute Julia erwartungsvoll durch die Tür. „Vielen Dank Herr Holgason. Dann sehen wir
uns am 23.11. Donnerstag. Auf Wiederhören." Nachdem Shiva

aufgelegt hatte, erzählte sie Julia das sie neue Gäste in der nächsten Woche erwarten würden. Sofort setzte sich Shiva an den Lap Top und machte das Buchungsformular fertig mit den Bankdaten. Als Anhang wurde das Regelwerk mit angefügt, damit sie sich auf nicht Einhaltung der Regeln auf Konsequenzen einstellen können. Wie immer fügte sie noch ein paar freundliche Worte hinzu wie in diesem Fall „Das *Seidenfeuer* wünscht Ihnen bis zum Eintreffen ein paar schöne Tage und auch Wochenende". Zufrieden lehnte sich Shiva zurück und Julia grinste sie an. „Shiva das ist einfach die beste Idee die ich je mitgemacht habe." Die beiden Frauen machten sich einen schönen Tag. „Komm lass uns etwas trinken." Sagte Julia und Shiva meinte: „Ich muss noch arbeiten." Julia sah sie an und sagte: „Dann halt danach und nun ab mit dir. Ich mache etwas zu Essen für uns. Wie lange bist du weg?" Julia grinste sie an und Shiva antwortete: „Ungefähr drei Stunden." Als Shiva auf die Uhr sah stockte ihr der Atem denn es war schon halb zwei. „Ich muss los dann haben wir mehr Zeit zu trinken." Sagte Shiva und Julia grinste sie an. „Bis später ich besorge alles." Natürlich wollte Shiva nicht so viel trinken und nahm es sich auch vor. Sie hatten keine Gäste und so konnten sie auch mal ein bisschen über die Strenge schlagen. Julia hatte alles vorbereitet, dass hieß sie hatte überbackene Toasts gemacht und lieblichen Rotwein geöffnet. Shiva klopfte an Julia´s Tür und trat dann in den Flur. Julia telefonierte gerade und sah Shiva grinsend an. „Ja Tony." Shiva grinste und setzte sich auf das Sofa in Julia´s Wohnzimmer. „Werden wir nicht....ja wir werden aufpassen.......nein werden wir nicht.......ist gut sage ich ihr ich liebe dich Tony." Dann legte Julia auf und Shiva sah sie neugierig an. „Lasst keine Fremden an euch ran, passt auf euch auf, macht keine Dummheiten und ich soll sagen das Lukas dich sehr liebt und sich später bei dir melden wird." Sagte Julia, wobei sie erst Tony nachgeäfft hatte, bis zur Nachricht von Lukas. Shiva lächelte und sagte dann: „Du bist echt ein guter Tony." Beide Frauen lachten und Julia schenkte Wein ein. „Hm das riecht himmlisch." Julia grinste verschmitzt und sagte: „Überbackener Toast." Shiva machte ein Gesicht, als würde sie dafür zerfließen. Und dann war der Abend perfekt. „Julia der Toast ist einsame Spitze." Lobte Shiva ihre beste Freundin und sah auf die Uhr. Es war zwar erst acht, aber sie waren gut angeheitert. Shiva´s Handy klingelte. Shiva ging ran und wurde gleich energisch zurecht gewiesen. „Shiva um Himmels Willen. Wo bist du? Ich habe mir Sorgen gemacht." Shiva hatte auf Laufsprecher gestellt und Julia hatte mitgehört und sie war es auch die antwortete: „Nun halt mal die Luft an Lukas. Nur weil sie mal nicht ans Festnetz geht, muss es nicht heißen, dass ihr etwas passiert ist oder sie sich auf andere einlässt. Du weißt das keine Gäste hier sind." Lukas war baff von der Antwort und sagte daher auch gleich: „Es tut mir Leid. Shiva kann ich dich alleine sprechen?", fragte er dann und Shiva sagte: „Ja." Dann machte sie den Lautsprecher aus und hörte zu was Lukas ihr zu sagen hatte. „Lukas bitte. Es ist ganz gut das jetzt gerade Pause herrscht. Ich liebe dich, aber diese Bemerkung oder besser gesagt die Frage hat mich zutiefst verletzt. Du weißt das ich so was nicht nötig habe." Shiva hörte wieder zu, während Julia leise das Wohnzimmer verließ um neuen Wein zu holen. „Ich weiß, du auch, bis dann." Dann wurde aufgelegt und Shiva saß traurig auf dem Sofa. „Was ist passiert?", fragte Julia einfühlsam und Shiva meinte: „Nichts ist passiert. Er hat mir immer wieder gesagt wie sehr er mich liebt und das wir gut aufpassen sollen." Julia sah Shiva dennoch skeptisch an. „Und warum bist du dann so niedergeschlagen?" Shiva seufzte und erklärte es ihr. „Lukas ist manchmal ein Torfkopf, aber er liebt dich wirklich. Wusstest du das Tony ihn dafür ganz schön durchgehauen hat?" Nun sah Shiva sie an schüttelte den Kopf. „Tony hat deinem Lukas so den Arsch versohlt für dieses Aktion das er die ganze Woche nicht sitzen wird." Nun dämmerte es Shiva warum Lukas fast immer gestanden hat und warum er am Morgen so merkwürdig in Tony´s VOLVO V60 eingestiegen war. Julia sagte ihr auch das sie ihm ebenfalls was auf den Hintern gegeben hatte und ihr war nur aufgefallen das Lukas angefangen hatte zu weinen nach dem zweiten Hieb. Shiva hörte gebannt zu und grinste, als Julia ihr erzählte wie sie Tony dazu genötigt hatte Lukas den Arsch mit der Wund- und Heilsalbe ein zu reiben. „Also wenn Tony dich jetzt so frech grinsen sehen könnte, würdest du ebenfalls nicht mehr sitzen können." Lachte Julia und Shiva lachte: „Zum Glück sieht er es nicht." Die beiden Frauen genossen den Abend und leerten auch noch die zweite Weinflasche. „Ich glaube ich sollte rüber gehen. Ist schon spät!", lallte Shiva und taumelte zur Tür. „Pass auf!", rief Julia und stolperte über ihre Füße, weil sie Shiva noch davor bewahren wollte den Türrahmen zu knutschen. Brachte leider nichts, denn Shiva hatte diesen voll erwischt, hielt sich die Schulter und drehte sich zu Julia die bäuchlings auf dem Boden lag. Sie fingen an zu lachen. „Hast du Geld gefunden?", fragte Shiva lachend und Julia grinste sie an. „Nein leider nicht, habe mir nur die Maserung im Teppich an gesehen. Und noch eine kleine Info. Die Tür ist schmal gebaut."

„Ach ne. Wäre ich jetzt nicht drauf gekommen." Die beiden Lachten bis sie Bauchschmerzen bekamen aber es tat vor allem Shiva gut. Kurz darauf verabschiedete sich die schwankende Shiva von Julia und Julia schaffte es gar nicht erst ins Schlafzimmer. Nein sie legte sich auf das Sofa und deckte sich mit einer Wolldecke zu.

Shiva taumelte zu ihrer Tür. Verdutzt und blinzelnd blieb sie vor der Tür stehen. „Habe ich das Tor verschlossen?", fragte sich Shiva lallend und lief langsam schwankend zum Tor. Das Tor selbst war zu, nur hatte Shiva es nicht verschlossen und nun versuchte sie den Schlüssel in das Schloss zu bekommen, bis ihr nach ungefähr zehn Minuten auffiel, das sie den Haustürschlüssel benutzen wollte. Shiva grinste vor sich hin und meinte: „Man sollte auch den richtigen Schlüssel nehmen." Dann endlich nach 15 Minuten war sie in ihrer Wohnung. Sie schaute mit einem Auge auf ihr Handy. Sie sah alles doppelt. Es war eine SMS von Lukas in der er ihr eine gute Nacht wünschte und sich bei ihr melden würde wenn es das Seminar zulässt. Shiva grinste noch immer und ließ sich auf ihr Bett fallen. Sie dachte kurz nach, aber dann schlief sie ein. Tief und fest.

Der nächste Morgen begann für Shiva mit einem gewaltigem Kater. „Ach du liebe Zeit." Murmelte Shiva und setzte sich auf, doch sie fiel wieder zurück in ihr Kissen. Problem Nummer eins war, ihr Kreislauf wollte nicht mitmachen und ließ sie Karussell fahren und Problem Nummer zwei, sie hatte tierische Kopfschmerzen. Knurrend rollte sich Shiva zusammen und wollte lieber nicht aufstehen. Also was sollte sie tun? Im Bett bleiben und krank machen oder sich in den Hintern treten? Murrend kroch Shiva aus dem Bett und zum Badezimmer. Dort stieg sie unter die Dusche, stellte das Wasser an und genoss das warme Wasser auf ihrer Haut. Es belebte sie und mit ihren Peeling Handschuhen rubbelte Shiva über ihre Haut. Als sie dann endlich fertig war, war ihre Haut seiden weich und sie liebte den Geruch von Kokos. Kurz darauf ging sie in die Küche um sich Frühstück zu machen und sah dabei aus dem Fenster. Shiva war verdutzt, denn das Tor war offen, aber Julia´s Auto stand auf ihrem Parkplatz. Instinktiv rief sie Julia an. Natürlich hätte sie auch rüber gehen können, aber im Moment wollte sie die schützende Wohnung nicht verlassen. Julia klang verschlafen. „Ich bin´s. Warst du schon unterwegs?", fragte Shiva doch Julia verneinte, aber sie wollte sofort rüber kommen. Das geschah auch. „Morgen Shiva." Betrat Julia Shiva´s Wohnung und umarmte sie. „Morgen. Ich weiß das ich das Tor verschlossen habe heute Nacht. Aber auch nur weil ich dafür 15 Minuten gebraucht habe." Julia fing an zu kichern, wurde aber gleich wieder ernst. „Hast du etwas womit du dich wehren kannst?", fragte Julia und Shiva ging in die Küche. Kurz darauf kam sie mit einem Nudelholz zurück. „Oh ja. Derjenige kann etwas erleben." Zusammen gingen die Frauen in den Hof und sahen sich um. Sie liefen hinter dem Haus entlang und dann rannte jemand davon, als sie wieder nach vorne kamen. „Wer war das denn?" Shiva sah Julia an und und meinte: „Ich habe keine Ahnung." Doch Shiva hatte sehr wohl eine Ahnung wer das gewesen sein könnte. Sie verschlossen das Tor und begaben sich in den „kleinen Saal" um auf zu räumen. Julia machte die Küche sauber und Shiva widmete sich den Essbereich mit dem Andreaskreuz und dem Strafbock. Irgendwann klingelte Shiva´s Handy und sie sah auf das Display. Es war Lukas.

„Hallo Kleines. Wie geht es dir?", fragte Lukas und man hörte aus seiner Stimme das er müde war. „Mir geht es gut. Aber was ist mit dir? Du klingst müde." Lukas lachte leise und antwortete: „Dir bleibt auch nichts verborgen. Ich habe nicht gut geschlafen, weil....." Shiva grinste und beendete den Satz für Lukas: „Weil du ganz schön Senge kassiert hast für den blöden Spruch und auch weil du es vergessen hast mir zu sagen, dass du beruflich unterwegs sein wirst."

„Woher weißt du das?", wollte Lukas neugierig wissen, denn Tony und er hatten geschworen es ihr nicht zu sagen. „Julia!", sagte Lukas energisch und Shiva lachte: „Genau. Sie konnte es wohl nicht mehr mit ansehen wie niedergeschlagen ich war." Lukas seufzte und lachte dann leise und doch verfluchte er gerade Julia, wegen ihrer großen Klappe. „Na ja da du es weißt, hoffe ich, dass die Senge nicht umsonst gewesen ist." Murmelte Lukas und seine Anspannung stieg. Er wollte Shiva nicht verlieren nur wegen einen dummen Streit. „Es ist nicht umsonst gewesen Herr Schneider, dennoch wirst du bitte noch darüber nachdenken." Meinte Shiva entschlossen, während Lukas ein Stein vom Herzen fiel. „Shiva ich liebe dich und ich habe schon die ganze Zeit darüber nach gedacht. Es war einfach dumm von mir. Es war einfach eine Reaktion aus meinem Beruf."

„Ich weiß Lukas und du bist Mein Bulle." Lukas lachte bei der Bemerkung und freute sich das ihm Shiva soweit verziehen hatte. „Ich bin nicht nur dein Bulle sondern dein Master. Also passe gut auf und habt ihr neue Gäste?", wollte er wissen und Shiva er- zählte ihm, dass sie Gäste am 23.11 erwarten. Natürlich freute sich Lukas darüber und verkniff sich eine neue „Pass auf und lasse keinen ran" Predigt. Nein den Fehler wollte er nicht noch einmal machen. „Ich liebe dich. Ich muss nun los. Es kann aber sein das es jetzt zeitlich nicht nicht so klappt mit dem telefonieren."

„Es ist alles in Ordnung. Kümmere dich um deine Fortbildung und lieben Gruß an Tony." Damit wurde dann auch schon aufge- legt. Shiva war glücklich, dass er doch tatsächlich über das nach gedacht hatte und Lukas war glücklich, weil Shiva ihn verziehen hatte.

Die Woche verging eigentlich viel zu schnell. Shiva war in Eile und Julia schon zur Arbeit. Wo war nur der Karton mit den klei- nen Willkommen Präsenten? Sie suchte die Wohnung ab und stürmte förmlich aus der Haustür. „Hoppla langsam junge Frau!", lächelte ein nett aussehender Mann Shiva an und dessen Frau grinste breit. „Schatz ich habe es dir doch gesagt das sie alle auf dich fliegen." Sie lachte unbeschwert und Shiva löste sich mit knall rotem Kopf von dem Mann. „Es tut mir furchtbar Leid. Shiva Hansen mein Name. Ich leite das *Seidenfeuer*."

„Jens Holgason und das ist meine Frau Sarah. Sehr erfreut dich kennen zu lernen."

„Aber Schatz ich glaube nicht das sie dich jetzt verstanden hat." Sagte Sarah, weil ihr Mann unbewusst ins dänisch gewechselt war. „Das ist kein Problem." Antwortete Shiva auf dänisch und sie wurde erstaunt angesehen. „Du kannst Dänisch?", fragte Jens und Shiva erklärte ihm und seiner Frau das in Dänemark arbei- tete. Dann reichte Jens ihr einen ausgedruckten Zettel und Shiva nahm ihn entgegen. Es war das unterschriebene Regelwerk und Shiva sagte: „Vielen Dank Herr Holgason."

„Jens bitte." Er lächelte und Shiva lächelte fröhlich zurück. „Ich hole euch die Schlüssel und zeige euch euer Reich für die vier Tage." Als Shiva in ihre Wohnung ging um die Schlüssel zu holen, sah sie Sarah verliebt und glücklich ihren Mann angrinsen. Und da stand der Karton mit den Präsenten. Shiva entnahm ihm zwei Schokoladen Herzen auf denen stand „Herzlich Willkommen" und begab sich wieder nach draußen zu den Gästen. Als sie die beiden in ihre Spielwohnung zeigte, legte sie unbemerkt die kleinen Herzen auf die Kopfkissen im Schlafzimmer. „So dann wünsche ich euch viel Spaß. Wenn ihr Fragen habt stehe ich euch gerne zur Verfügung genau wie meine Kollegin Julia, die zur Zeit außer Haus ist." Jens drehte sich zu Shiva um und antwortete: „Es ist traumhaft. Danke Shiva und das werden wir tun. Wir sind gespannt wie deine Kollegin ist. Ach ja und ich soll grüßen von Tigerman." Shiva horchte auf. „Ihr kennt ihn?" Sarah war diejenige die lächelnd antwortete. „Ja! Über ihn haben wir uns vor fünf Jahren kennen gelernt im Sadomasium. Er ist ein sehr netter Mann und weiß wie man eine Frau glücklich macht." Oh ja. Das konnte sich Shiva nur allzu gut vorstellen. Beim letzten Besuch von Maik und Klara hatte Maik gesagt das er beim nächsten Treffen selber Hand anlegen will. Shiva hatte natürlich leichthin zugestimmt, da sie noch immer davon ausging das es nicht so bald sein würde. „Das ist ja mal was. Wie klein die Welt doch ist." Meinte Shiva und verabschiedete sich von ihnen, um sie spielen zu lassen. Shiva drehte sich um und sah schon wieder eine Gestalt am Tor herum lungern. „Hey! Was machen Sie da!?", rief Shiva, doch die Gestalt rannte davon. „Das gibt es doch nicht. Wenn das so weiter geht, dann muss ich noch eine Überwachungsanlage installieren lassen." Murmelte sie und ging zu ihrer Wohnung. Sie wollte unbedingt mit Julia sprechen ob ihr die Gestalt auch schon aufgefallen war. Kurz nachdem Shiva Jens und seine Frau alleine gelassen hatte, fuhr noch ein Auto durch das Tor. Natürlich drehte sich Shiva um und erkannte das Auto. Es waren Maik und Klara. Sie stiegen aus und Shiva bekam von beiden eine liebevolle freundliche Umarmung. „Hast du noch ein Zimmer über das Wochenende?", fragte Maik und Klara grinste breit. „Natürlich. Was verschafft uns die Ehre?" Shiva freute sich über den Besuch und nun schlich so langsam die Erinnerung an das letzte Treffen ein. „Das Sadomasium wird gerade etwas umgebaut über das Wochenende und wir haben uns gedacht, dass wir euch beiden frechen Dingern mal besuchen kommen." Shiva grinste bei der Bemerkung und holte die Zimmer Schlüssel. Sie hatten dieses Mal Zimmer Nummer 2. „Hast du kurz Zeit für uns Shiva?", fragte Maik und Shiva meinte lächelnd: „Ja sicher. Kommt mit mir." Sie folgten Shiva in Shiva´s Wohnung und Shiva fragte: „Möchtet ihr Kaffee?" Es kam ein „sehr gerne" zurück und Shiva setzte sich kurz darauf in das Wohnzimmer, mit drei Bechern Kaffee. „Was ist hier los?" Shiva sah Maik verwirrt an. „Du siehst besorgt aus." Meinte Klara und Shiva antwortete: „Ja ein bisschen. Seit einiger Zeit habe ich das Gefühl beobachtet zu werden und irgendjemand schleicht ihr ständig herum." Maik nickte und fragte dann: „Wissen es Lukas und Tony?" Shiva schüttelte den Kopf. „Sie sind auf einem Lehrgang in England und haben kaum Zeit zum telefonieren."

„Shiva ich denke du brauchst eine Überwachungsanlage." Shiva schnaufte belustigt und meinte: „Und woher nehmen und nicht stehlen?" Ja das war natürlich richtig, aber Shiva wollte nicht schon wieder andere um Geld bitten. „Ihr haltet euch da bitte heraus. Maik. Es ist meine Sache und nicht eure." Klara begann zu lachen, da Maik´s Gesichtszüge irgendwie entglitten. Er war es einfach nicht gewohnt, dass sich eine Sub auflehnte. Und Shiva war dazu noch die Inhaberin des Klub Domizils. „Ich erwarte dich heute Abend wenn du mit allen Tätigkeiten fertig bist. Du hast dich bitte nur in ein Negligee zu kleiden und einen String Tanga." Nun war es Shiva der die Gesichtszüge entglitten. Verdammt er hatte es nicht vergessen. „Ja." Maik zog eine Augenbraue hoch. „Was Ja?", wollte Maik wissen und Shiva rang mit sich. „Ja Sir." Maik grinste sadistisch. „Das müssen wir auf jeden Fall noch üben. Bis später Shiva!" Maik stiefelte an ihr grinsend vorbei und Klara legte kurz die Hand auf ihre Schultern. „Er vergisst nichts Liebes."

„Das habe ich gemerkt." Knurrte Shiva und Klara kicherte. „Ich freue mich drauf." Shiva sah in Klara´s Augen ein Leuchten und dann war auch sie verschwunden. Shiva konnte sich in den Hintern treten. Wie war sie nur auf den Gedanken gekommen das Maik alias Tigerman es vergessen könnte? Er war wie ein Organisier auf dem man alles speichern konnte. Shiva fuhr arbeiten und dort stellte sich dann auch heraus wer die Kaffeekasse wirklich gestohlen hatte. Man entschuldigte sich bei Shiva und ihrer Kollegin und auch in der Firma für die Unannehmlichkeiten. Natürlich waren Lara und Karl froh darüber, dass man den Täter gefunden hatte und auch das nun sie als Firma und ihre Angestellten nicht mehr verdächtigt wurden.

Kapitel 14

Während Shiva noch arbeitete, bekam sie ein fettes Grinsen. Sie hatte gar kein Negligee. „Ha eins zu Null für mich." Murmelte Shiva grinsend und fuhr wieder zurück zum *Seidenfeuer*. Dort angekommen bemerkte sie ein kleines Paket vor der Tür. Erstaunt und skeptisch sah Shiva auf die kleine Schachtel in schwarz, mit einem roten Band, welches man zur Schleife gebunden hatte. Sie ging in die Wohnung und musste sich eingestehen, dass sie total neugierig war. Sie entfernte die rote Schleife. Als sie den kleinen Deckel hoch nahm schaute sie auf etwas schwarzes mit Trägern. „Nein das kann nicht sein!", entfuhr es Shiva, da sie felsenfest überzeugt gewesen war der Behandlung zu entkommen. Sie hob es an den Trägern aus der Schachtel und hielt ein Negligee an den

Zeigefingern. Sie wusste wer ihr das eingebrockt hatte. „Lukas du miese kleine Ratte!", fauchte sie lautstark und Maik hatte es gehört, da eines der Fenster offen war in ihrer Wohnung. Maik konnte sich ein Grinsen nicht verkneifen und stolzierte zufrieden in den „kleinen Saal", um Kaffee und Kuchen für sich und seine Frau zu holen. Shiva meckerte fleißig vor sich hin und kam so richtig in Fahrt. Irgendwann knallte sie mit der Tür und das Bild neben dem Schlafzimmer hing mal wieder schief. Sie rief Lukas an, doch sie erreichte nur die Mailbox. „Du kleine Ratte! Ich hasse dich! Mich in diese Situation zu bringen! Warte bis du zurück bist mein Lieber!" Sie schmiss das Handy auf das Sofa und ließ sich ein Bad ein. Sie musste erst einmal runter kommen. Bis jetzt hatte sie nur von Lukas oder Tony den Arsch nach Strich und Faden versohlt bekommen, aber noch nie von jemand außenstehenden. Maik und Klara waren inzwischen gute Freunde geworden, aber Shiva hatte nicht vor gehabt auch von Maik eine Behandlung zu beziehen. Sie ahnte ja nicht das es eine neue Erfahrung sein würde, vor allem weil sie doch noch ein paar Probleme hatte sich selbst zu zeigen und auch ihre Neigung komplett zu akzeptieren. Ja das zeigen war für Shiva am schlimmsten. Früher hatte sie Übergewicht, zwar nicht viel aber es reichte um ihr das Leben schwer zu machen. Und dann kam ihr Ex-Freund noch mit der Bemerkung „die Speckröllchen sind ja nicht zum aushalten", woran sie sich gerade wieder schmerzlich erinnerte. Verdammt sie hatte wieder angefangen zu weinen. Selbst das Bad, half ihr nicht sich zu beruhigen und sie weinte Sturzbäche. Während sie in der Wanne lag und weinte, hörte sie ihr Handy im Wohnzimmer. Sie sprang aus der Wanne und tropfte es alles nass, als sie zum Handy hastete. „Shiva Hansen!", keuchte sie atemlos. „Kleines, was ist denn los?", fragte Lukas und Shiva knurrte: „Lass mich in ruhe!" Kurze Stille. „Shiva was ist los? Ich weiß gerade nicht wovon du redest." Shiva rang um Fassung. „Maik und Klara sind hier und ich hatte auf einmal ein Negligee vor der Tür. Also von wem sollte er wissen das ich kein Negligee habe?!" Das leuchtet

Lukas ein aber er hatte es ihm nicht gesagt. „Ich habe schon länger nicht mehr mit Maik gesprochen." Verteidigte sich Lukas und Shiva fauchte ihn an: „Lüg mich nicht an! Glaubst du etwa das er Gedanken lesen kann?! Ich habe was anderes von dir erwartet!"

„Warte mal Shiva." Sagte Lukas und es rauschte kurz in der Leitung. „Tony Keller!", kam es von der anderen Leitung und Shiva meinte: „Woher wusste Maik das?" Kurze Stille und dann fragte Tony: „Was meinst du Shiva?" Er klang belustigt. Das machte Shiva erst recht wütend. „Du miese aufgeblasene Kartoffel! Vielen Dank!", fauchte Shiva und bekam lachend zur Antwort: „Bitte gern geschehen und ich glaube dir wird ein Negligee sehr gut stehen. Also Tschüß Shiva!"

„Was?...... Verdammt aufgelegt." Knurrte sie und versuchte erneut Lukas zu erreichen aber es ging niemand ran. Als Shiva wieder in der Wanne lag, brummte Shiva´s Handy da sie eine SMS bekommen hatte. „Tut mir Leid Kleines, aber ich bitte dich es zu genießen. Tony hat mir alles erzählt. Liebe dich." Shiva las die SMS immer wieder und hasste Tony immer mehr, aber auch Lukas. Wie sollte sie es genießen? Sie war allein. Lukas war auf einem Lehrgang und Julia war auch nicht dabei. Sie hatte Angst. Unentschlossen stand sie im Badezimmer und starrte auf das schwarze Negligee. „Mensch sei nicht so feige!", knurrte sich Shiva an und wollte zum Negligee greifen, aber sie hielt inne. „Komm schon es beißt dich schon nicht." Versuchte sich Shiva zu beruhigen. Irgendwann fiel ihr auf das sie in der hintersten Ecke das Badezimmers saß. Sie hatte die Beine zu sich gezogen und hatte sie mit ihren Armen umklammert. „Was mache ich nur?", fragte sich Shiva im stillen. Sie hatte Angst vor dem was kommen würde.

„Klara Schatz. Schaue doch bitte nach Shiva. Es brennt seit fast zwei ein halb Stunden Licht in ihrem Badezimmer." Maik war etwas besorgt und Klara antwortete beruhigend: „Ich sehe nach. Ich glaube sie braucht weibliche Unterstützung." Maik nickte und meinte: „Ich weiß das du ihr helfen kannst. Ich liebe dich. Bis gleich." Klara ging hinüber zu Shiva´s Wohnung und klingelte. Shiva zuckte in ihrer Ecke zusammen. „Shiva!" Hörte sie Klara rufen und schlang die Arme noch enger um ihre Beine. „Shiva! Geht es dir gut!?" Shiva hörte das Klara besorgt klang und stand auf. Nur in ihrem Handtuch gehüllt begab sich Shiva zur Haustür und machte Klara auf. „Du hast geweint." Bemerkte Klara und Shiva ließ sie herein. Nachdem Klara im Flur stand und sich zu Shiva drehte, sah Shiva sie nicht an. „Shiva Liebes. Es ist nicht schlimm. Ich bin dabei." Klara umarmte Shiva und versuchte sie zu trösten. „Du verstehst nicht Klara. Ich habe ein ganz großes Problem damit mich zu zeigen geschweige denn mich an anfassen zu lassen wenn Lukas nicht dabei ist." Shiva weinte erneut und Klara nahm sie in den Arm. „Ich verstehe, aber siehe es doch mal als eine neue Erfahrung. Und du bist doch nicht alleine. Ich werde dabei sein. Du kannst mich auch als Cover sehen." Shiva sah Klara an und meinte: „Das ist jemand der darauf achtet das alles im Rahmen bleibt." Klara nickte, freute sich, dass Shiva sich erkundigt hatte über ein Cover. „Vertraust du mir Shiva?" Erwartungsvoll sah Klara sie an und Shiva antwortete ohne zu zögern: „Natürlich vertraue ich dir." Klara nickte, ließ Shiva los, reichte ihr dann das Negligee und den String Tanga. Zum Schluss reichte sie ihr noch den Bademantel. „Hole tief Luft Shiva, versuche dich zu entspannen. Ich bin dabei und es wird dir nichts passieren und ich sage dir das Maik nichts tut was du nicht willst. Verstehst du mich Shiva?" Klara wollte sicher gehen das Shiva sie verstanden hatte, denn sie ahnte das sie ziemliche Angst hatte und sich dann verschließt. Shiva kam der Anweisung nach und dann begaben sich die beiden Frauen zu der Gäste Wohnung von Maik und Klara. Gleich nachdem sie die Wohnung betreten hatten, fing Shiva an vor Aufregung und Angst zu zittern. Maik kam aus dem Bad und sah Shiva an. „Shiva. Ich muss sagen das Negligee steht dir ausgezeichnet." Maik lächelte sie an und Klara schob Shiva langsam in das Spiel- und Schlafzimmer. Sie hatte allerdings nicht damit gerechnet das sich Shiva so steif machen konnte. Maik war in schwarz gekleidet und es sah sehr gut an ihm aus, bemerkte Shiva zu ihrem Entsetzen und wurde rot. Natürlich blieb es Maik nicht verborgen und er lächelte sadistisch. Shiva schluckte. „Komm her Shiva." Sein Befehl war weich aber er verfehlte nicht seine Wirkung. In Shiva kribbelte es und sie hatte das Gefühl, dass alles an ihrem Körper nur noch seiner Stimme gehorchen wollte. Shiva schlich förmlich auf Maik zu, der ihr die Hand hinhielt. „Keine Angst, du wirst es genießen. Ich tue nur das was du willst. Verstehst du mich Shiva?" Shiva sah ihm in die Augen und murmelte: „Ja Sir." Sie wusste nicht wie es ihr gelungen war, aber diese beiden Worte haben einfach so von alleine ihren Mund verlassen. Maik sah sie voller Stolz an und zog sie in seine Arme. Klara hingegen hatte sich auf den Boden gekniet und sah zu. Als Cover musste sie ja auf alles achten obwohl sie sich freiwillig mit in die Session einbrachte. Maik führte Shiva zum Sofa und beugte sie über die Lehne. Dann zog er an der Leine, die unter dem Sofa verborgen war und zog die Fesseln hervor. Behutsam legte er ihr die Handfesseln an und überprüfte sorgfältig ob sie nicht zu eng saßen. „Fühlst du dich wohl?", fragte er liebevoll und Shiva antwortete: „Ja Sir." Obwohl sie war sich nicht ganz sicher. Dennoch war ihre Antwort gleich heraus gekommen. Klara beobachtete ihre Reaktionen und grinste vor sich hin. Ermahnend sah Maik seine Frau an und sie wurde ernst. Maik ging um Shiva herum und gab ihr das Gefühl gemustert zu werden. Sie hasste das und begann zu zittern, wollte schon fast etwas sagen, hielt sich aber zurück aus Angst das sie ihn erzürnen könnte, obwohl sie ganz genau wusste das es nicht so wäre. Sie folgte Maik mit ihrem Blick soweit sie es konnte in dieser Position und dann war er aus ihrem Blickfeld verschwunden. Shiva atmete tief ein und bekam einen kräftigen Hieb auf ihre rechte Pobacke. Sie quiekte erschrocken auf und keuchte dann. Der zweite Schlag ebenso fest, aber es war aus zu halten. In trügerischer Sicherheit wiegte sich Shiva und dachte: „Na das ist ja gar nicht so schlimm wie ich dachte." Doch weit gefehlt. Als ob Maik ihre Gedanken lesen konnte, wurden seine Hiebe mit der Hand nun etwas stärker und erfolgten in einem nun immer kürzer werdenden Rhythmus. Shiva konnte nicht anderes und fing an Schmerzenslaute von sich zu geben, aber sie versuchte nicht zu weinen, was wiederum zum Scheitern verurteilt war. Maik wollte genau das haben von ihr. Ihre Tränen. „Du wirst mir deine Tränen schenken kleine Sub." Sagte er liebevoll und streichelte ihren Rücken. „Klara bitte!" Klara stand auf und verließ das Zimmer. Shiva konnte ihre Panik nicht mehr verhindern und fing an zu hyperventilieren. „Ganz Ruhig Shiva. Klara holt dir etwas zu trinken." Maik´s Worte beruhigten sie ein wenig und Klara kam mit einem großen Glas Cola zurück in dem ein Strohhalm steckte. Sie hielt Shiva das Getränk hin und Shiva trank langsam, so wie es ihr Lukas gesagt hatte. „Gutes Mädchen." Sagte Maik und Klara begab sich auf einen anderen Platz. Klara saß nun vor Shiva auf dem Boden um sie genau sehen zu können und zu sehen wie ihr zumute war. „So meine kleine Schnecke. Ich werde nun dieses hier verwenden." Er zeigte Shiva die kleine Lederklatsche, die so groß war wie ein Tischtennisschläger und Shiva schaute ihn an. „Hast du irgendwelche Einwände warum ich sie nicht nehmen sollte?", fragte Maik und schlich wie in Panther zu Klara, die ihn lechzend ansah. „Nein Sir. Keine Einwände." Antwortete Shiva und sah ihm und Klara zu. Maik massierte Klara gerade ihre vollen Brüste und verdammt, es machte Shiva unendlich an. Sie senkte den Blick, versuchte nicht daran zu denken, aber dadurch das Klara begonnen hatte leise zu stöhnen, viel es ihr noch schwerer. Maik nahm die Lederklatsche und kam unendlich langsam auf Shiva zu und grinste sie sadistisch an. Er strich ihr über den fast nackten Po und dann klatschte es ungemein. Shiva hielt die Luft an. „Atmen nicht vergessen Shiva." Sagte Maik belustigt und Shiva schnaufte: „Witzig! Wirklich witzig. Clown gefrühstückt?" Klara sah sie an, verkniff sich allerdings das Lachen und Maik beugte sich zu Shiva´s Ohr. „Na herrlich. Lukas hat nicht übertrieben." Flüsterte er ihr zu und kurz darauf, klatschte das Leder wieder auf ihren Hintern. Shiva konnte nach zwanzig kräftigen Hieben die Tränen nicht mehr zurück halten und weinte lauthals ihren Schmerz heraus. „Sehr schön Schnecke. Das ehrt mich." Sagte Maik liebevoll und knetete unbarmherzig ihre Backen. Shiva schniefte, schluchzte und wand sich unter seinen Händen. Klara sah sehnsüchtig zu und gab ein leises Geräusch von sich. „Du bist auch gleich dran mein kleiner Schmetterling." Klara liebte es so genannt zu werden und Shiva konnte sie nur zu gut verstehen. Durch die Massage ihrer Hinterbacken, wurde Shiva erregt. „Verdammt!", dachte Shiva, schloss ihre Augen und keuchte leise. Grinsend sah Maik zu seiner Frau Klara und sie lächelte zurück. „Wie ich sehe gefällt es dir kleine Schnecke!", bemerkte Maik und Shiva murmelte leise, weil es ihr einfach unangenehm war: „Ja Sir Tigerman." Damit hatte er nicht gerechnet das sie ihn mit seinem Nicknamen ansprechen würde, aber es freute ihn und fragte: „Was soll ich tun?" Oh verdammt. Vor dieser Frage hatte sich Shiva gefürchtet. „Bitte.....ich........!" Shiva versuchte sich dagegen zu wehren aber es gelang ihr nicht und außerdem wusste sie das Lukas und auch Tony ihm vertrauten und Lukas hatte gemeint sie solle es genießen. „Ich möchte.....kommen." Nun war es raus und Maik sagte leise: „Wie du es möchtest." Shiva sah ihn über die Schulter an und ihr liefen erneut die Tränen. „Bitte nicht!" Sie wusste nicht wie es äußern sollte und das musste sie auch nicht, denn Klara kam mit einem Vibrator herbei und überreichte ihn Maik. Er hielt ihn einfach nur gegen ihre bedeckte Lustperle die sich durch den String Tanga abzeichnete und Shiva brauchte keine zwei Minuten bis sie zum Höhepunkt kam. Klara befreite sie währen dessen von den Fesseln und flüsterte: „Danke das ich dir zusehen durfte. Du warst toll." Das freute natürlich Shiva und sagte: „Ich danke für die neue Erfahrung und ich danke dir Maik, dass du nicht....." Sie konnte es nicht aussprechen und fühlte sich doch etwas unbehaglich. „Ich würde es sowie so nicht tun, ohne dein Einverständnis und Lukas′ Erlaubnis. Ich sollte dir nur zeigen wie es ist auch von anderen Mastern oder Doms unabhängig von deinem Master und Freunden begehrt zu werden." Shiva wurde rot, bedankte sich und fragte: „Darf ich bitte gehen?" Klara lächelte und Maik lachte herzhaft: „Aber natürlich. Schlafe gut Schnecke." Damit war Shiva mit einem unsicheren lächeln verschwunden und Maik konnte sich ganz seiner Frau Klara widmen. Shiva hingegen lag kurz darauf glücklich im Bett und dachte an Lukas, obwohl sie ihn auch dafür oder besser gesagt Tony in den Arsch treten konnte, aber es war eine schöne Erfahrung für sie und mit dieser schlief sie ein.

Am nächsten Morgen wachte Shiva erfrischt auf und streckte sich ausgiebig. „Ich habe schon länger nicht mehr so gut geschlafen." Sagte Shiva zu sich selbst und genoss dann die Dusche. In einem Tagtraum ließ sie sich berieseln, wurde wach und freute sich auf das Frühstück. Sie machte schon Toasts im „kleinen Saal" und setzte Kaffee auf. Shiva pfiff leise und fröhlich vor sich hin, bis auf einmal Julia völlig abgehetzt herein gestürmt kam. „Scheiße!", fauchte sie und Shiva lachte herzhaft und beruhigte Julia so gut es ging. „Guten Morgen Julia. Alles gut ich bin doch hier." Meinte Shiva und Julia sah sie skeptisch an. „Ja das weiß ich das du hier bist aber warum bist du so gut gelaunt?" Shiva grinste und sagte nur: „Maik Martens alias Tigerman." Shiva drehte sich grinsend um und machte Frühstück. Julia sah ihr hinter her, wie sie alles fertig machte und aufbaute. Maik und Klara betraten um neun Uhr den „kleinen Saal" und grinsten Shiva an, während Julia etwas verwirrt aussah. „Guten Morgen Julia. Wir sehen uns später." Meinte Maik, Klara lächelte und Julia schluckte bemerkbar. Als sie weg waren fragte Julia: „Was hat er mit dir gemacht?" Shiva lächelte verlegen und meinte: „Etwas schönes aber finde es doch selber heraus wenn du Mut hast!!" Julia sah sie an, ahnte aber nicht, dass Maik und Klara hinter der Tür standen und sagte: „Ich habe Mut und das kann selbst nicht der Hornochse Tony ändern."

„Vielen Dank Julia! Ich sehe dich heute Abend um neun Uhr bei uns vor der Tür und du hast ein Negligee und String Tanga an." Damit drehte sich Maik um und verschwand mit Klara grinsend in der Gäste Wohnung. Julia klappte buchstäblich die Kinnlade herunter. „Verdammt!", fauchte Julia verlegen und stürzte sich in die Arbeit. Sie hatte ebenfalls Angst, wie Shiva es zuvor hatte, aber Shiva versuchte sie zu beruhigen. Es gelang ihr auch.

Julia machte ebenfalls Bekanntschaft mit Maik seiner Hand und diversen Schlaginstrumenten, aber er hatte sich vorher abgesichert in dem er Tony anrief. Auch für Julia war es eine neue Erfahrung und am Ende waren Shiva und auch Julia traurig, dass ihre Freunde fahren mussten. „Wir kommen wieder und ihr beiden kommt mit euren Mastern zu uns zur nächsten Party." Befahl Maik lächelnd und Klara fügte hinzu: „Ich freue mich euch wieder zu sehen. Macht es gut bis dann ihr beiden." Shiva und Julia sahen den beiden nach und winkten. „Ich frage mich wann unsere Männer wieder kommen." Meinte Shiva dann, als sie aufräumten und auch die Holgasons verabschiedeten. Julia sah Shiva an und sagte: „Ganz ehrlich Shiva......ich weiß es gar nicht!" Shiva sah sie an und ihr kam so ein Verdacht. „Julia ich glaube das es nicht nur ein Polizei Lehrgang ist." Julia sah sie an und antwortete: „Ja das denke ich auch. Aber es ist doch gut. So können sie sich um die neuen Doms und Master kümmern." Shiva schüttelte den Kopf und wies sie darauf hin: „Ja sicher Julia. Du weißt schon, dass wir dafür hin halten müssen?" Julia musste lächeln und nickte bedächtig. Ja sie wussten beide, dass sie für die Ausbildung der neuen Doms und Master hinhalten mussten, denn andere Subs gab es hier anscheinend nicht im hohen Norden. „Manchmal denke ich das wir hier die ein zigsten sind. Ich kann es irgendwie gar nicht glauben das wir hier alleine sind und keine Leidensgenossinnen haben." Murmelte Julia und Shiva stimmte ihr zu. Ihr

Klub Domizil kam soweit gut an, aber dennoch schienen die Subs die vielleicht noch keinen Dom oder Master hatten sich nicht zu trauen es mal zu besuchen. „Julia ich habe eine Idee. Wir machen einfach mal eine Subbi Party ohne Begleitung." Shiva grinste und Julia meinte: „Du meinst ohne Doms und Master? Klingt gut aber das geht doch auch irgendwie nicht." Julia war skeptisch und Shiva dachte angestrengt nach. Ja Julia hatte recht, sie konnten die Doms nicht ausschließen, das machte man einfach nicht. Na ja erst mal mussten die beiden Klarschiff machen damit sie die nächsten Gäste empfangen konnten. Shiva dachte über die neue Party nach, denn sie hätte ein Wochenende frei und das wäre ideal. Nach einigen Stunden Arbeit waren die Zimmer von den Martens und den Holgasons wieder aufgeräumt und sauber. „Du ich denke wir sollten doch einen Subbi Abend machen. Zumindest einmal im Monat wo wir uns austauschen können und auch neue Subs, die vielleicht noch niemanden haben etwas aufklären. Vielleicht kann uns ja auch Klara helfen."

„Shiva das ist doch eine gute Idee und im Gegenzug machen wir dann auch noch einen Dom und Master Abend wo diese sich austauschen können." Sagte Julia begeistert, grinste Shiva an und sah dann auf einmal komisch aus. „Was ist Julia?", wollte Shiva wissen und Julia meinte leise: „Wir werden von jemanden beobachtet. Und das wohl schon länger." Shiva drehte sich um und sah ebenfalls die Gestalt. „Jetzt reicht es mir langsam." Murmelte Shiva und sauste los. Die Gestalt rannte davon, doch Shiva packte ihn am Ärmel, aber er riss. Nun hatte Shiva nur noch das Stück Stoff in der Hand und die Gestalt war weg. „Shiva!" Sie schnaufte sauer und hielt Julia das Stück Stoff hin. „Das Hemd ist jetzt auf jeden Fall im Eimer." Sagte Julia und beide lachten los. „Trotzdem. Es wird lästig. Ich will wissen wer uns nach spioniert." Julia konnte Shiva sehr gut verstehen und meinte: „Wir sollten über eine Überwachungsanlage nachdenken." Shiva nickte und antwortete seufzend: „Ja aber woher nehmen und nicht stehlen? Es ist momentan nichts übrig." Julia nickte zustimmend und dennoch mussten sie bald irgendetwas unternehmen. Sie konnten ja schlecht den Hof zu machen und die Gäste vor der Tür warten lassen. Sie mussten warten bis Lukas und Tony nach Hause kommen würden.

Es vergingen mehrere Tage und dann kam überraschend Tony´s Geländewagen auf den Hof gefahren. Julia sah sie als erste. Shiva war hinterm Haus und mähte den Rasen. „Tony! Lukas!", begrüßte Julia sie und fiel erst kurz Lukas um den Hals, bevor sie sich dann in Tony´s Arme warf. Beide Männer grinsten sie an. „Wart ihr auch brav?", wollte Tony grinsend wissen und Julia lachte auf. „Darauf kannst du deinen sexy Arsch verwetten, nach der Abreibung von Maik." Julia freute sich sie wieder zu sehen und dann folgten alle drei dem Geräusch des Rasenmähers. Shiva steckte gerade damit unter dem niedrigsten Baum der auf dem Rasen stand und versuchte dabei die Äste von sich fern zu halten mit nur mäßigem Erfolg. Lukas grinste und eilte ihr zu Hilfe. Er hob mühelos die Äste an und Shiva rief laut: „Danke!" Kurz darauf ließ sie den Rasenmäher los und fiel Lukas um den Hals. „Warum hast du nichts gesagt?" Sie klang ein bisschen vorwurfsvoll und Lukas meinte grinsend: „So habe ich mal von dir ein schönes Danke bekommen." Shiva grinste ihn an, begrüßte Tony mit einer herzlichen Umarmung und meinte dann zu Lukas: „Mein Danke ist immer schön oder etwa nicht? Sag jetzt nichts falsches Herr Schneider." Lukas lachte, ebenso wie Tony und Julia und schüttelte den Kopf. „Lasst uns Kaffee trinken." Schlug Julia vor und Shiva schob den Rasenmäher nach vorne zum Schuppen. In der Sonne genossen sie den Kaffee und Julia schubste Shiva leicht an. Tony bemerkte gleich die Reaktion von seiner Partnerin und fragte: „Was ist denn los?" Shiva sah die Männer nacheinander an und antwortete nachdenklich: „Als ihr weg wart, schlich hier mehrere Male eine Gestalt herum. Ich habe versucht diese zu stellen aber nur seinen Ärmel abgerissen." Shiva holte das Stück Stoff aus einer Schublade und gab es Tony. „Hm merkwürdig."

Gab er von sich und Julia sagte: „Ja allerdings. Die Gestalt hat sich immer gut eingehüllt, sodass man nichts von dem Gesicht sehen konnte." Lukas und Tony waren hellhörig geworden und Lukas fragte nachdenklich: „Habt ihr denn eine Ahnung wer das sein könnte?" Julia schüttelte den Kopf. Shiva hielt sich zurück. „Shiva. Weißt du wer es sein könnte?", fragte nun Tony, da sie ja keine Reaktion von sich gab. „Ich weiß nicht, aber es kann auch mein Ex sein. Ihr wisst doch das er vor ein paar Wochen schon einmal hier war." Tony war es der antwortete: „Du meinst bevor wir gefahren sind und du vor dem Tor angeschrien hast?" Shiva nickte und Lukas meinte: „Ich bin dafür das wir ihn uns mal vornehmen."

„Das geht nicht so einfach Lukas. Das weißt du auch." Sagte Tony, denn er hatte Recht. Ohne Beweise konnten sie ihm nichts nachweisen. „Wir werden das im Auge behalten. Und wir werden eine Überwachungsanlage installieren lassen." Sagte Tony und Shiva platze los: „Wie soll ich das bezahlen? Es ist nichts mehr übrig seit der dämlichen Steuererklärung! Überhaupt sind das Halsabschneider!" Lukas lachte, Tony sah sie erstaunt an und Julia fiel beinahe vom Stuhl. „Nun ja das bekommen wir auch noch hin." Tony klang entschlossen und bevor Shiva etwas sagen konnte, sagte Tony noch: „Du hast Sendepause. Wir regeln das schon und du machst so weiter wie bisher. Verstanden?!" Shiva seufzte und antwortete: „Ich glaube mir bleibt nichts anderes übrig." Tony und Lukas nickten ihre Zustimmung und dann halfen die Männer draußen bei der Gartenarbeit. Die Arbeit war schnell erledigt und die Master konnten sich um ihre Lieblinge kümmern.

Einige Wochen später hatte Tony doch tatsächlich auf dem Hof Kameras installieren lassen und auch versteckte in den Gästezimmern. Man hatte ihnen dazu auf dem Polizei und auch Dom/Master Lehrgang geraten. Es gibt ja immerhin auch Doms die meinen eine willige Frau kann man verprügeln nach belieben. Also wollten sie vorsorgen. Zum Glück konnte man sagen das es noch nicht zu Zwischenfällen gekommen war. Die Gestalt ließ sich erst mal nicht mehr blicken, worüber Shiva und auch Julia erleichtert waren. Tony und Lukas fanden die Idee der Mädchen mit dem Subbi Abend im Monat richtig toll, so konnten sich neue Subs austauschen und auch Fragen stellen wenn sie sich verunsichert fühlten. Natürlich gab es im Gegenzug auch Dom und Master Treffen und Tony konnte sich mit der Ausbildung für angehende Master und Doms nach Schlagfertigen Argumenten durchsetzen. Alles in allem war es ihnen gut gelungen die Interessen der Subs und Master gerecht auf zu teilen.

Ende

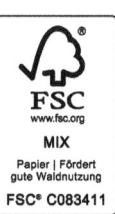

Zeitfracht Medien GmbH
Ferdinand-Jühlke-Straße 7
99095 Erfurt, Deutschland
produktsicherheit@kolibri360.de